Gilbert Roland

Cessação do tabagismo entre os utilizadores de metadona na Maurícia

Gilbert Roland

Cessação do tabagismo entre os utilizadores de metadona na Maurícia

ScienciaScripts

Imprint

Cover image: www.ingimage.com

This book is a translation from the original published under ISBN 978-3-659-83414-1.

Publisher:
Sciencia Scripts
is a trademark of
Dodo Books Indian Ocean Ltd. and OmniScriptum S.R.L publishing group

120 High Road, East Finchley, London, N2 9ED, United Kingdom
Str. Armeneasca 28/1, office 1, Chisinau MD-2012, Republic of Moldova, Europe
Printed at: see last page
ISBN: 978-620-8-19043-9

Agradecimentos:

É com grande prazer que reconheço e agradeço às muitas pessoas que contribuíram para a realização deste trabalho. Em primeiro lugar, tenho de agradecer a Deus por me ter permitido concluir este trabalho desafiante. Em segundo lugar, tenho de agradecer aos supervisores do projeto que me apoiaram na realização desta investigação e me forneceram conhecimentos científicos. Finalmente, estou também muito grato a todos os participantes que sacrificaram o seu precioso tempo e participaram nesta investigação. Sem o seu apoio e cooperação, esta investigação não teria sido conclusiva.
O autor declara que não existem conflitos de interesses na realização desta investigação.

Gilbert Roland

Lista de abreviaturas

ANOVA	Analysis of variance
CDC	Centre For Disease Studies
CI	Confidence Interval
CO	Cotinine Levels
DF	Degree of freedom
DSM –V	Diagnostic Statistical Manual
EOT	End of Treatment
FTQ	FagerströmTolerance Questions
GATS	Global Adult Tobacco Survey Questionnaire
M	Mean
MET	Motivational Enhancement Therapy
MI	Motivational Intervention
MMT	Methadone maintenance treatment
NRT	Nicotine Replacement Therapy
OR	Odd Ratio
P	Probability Value
SC	Standard Care
SD	Standard Deviation
WHO	World Health Organization

RESUMO

Antecedentes: Este estudo analisa os factores associados à cessação do tabagismo entre os consumidores de metadona na Maurícia. Dadas as elevadas taxas de consumo de tabaco entre os consumidores de metadona, muitos autores sugeriram que é necessário fazer mais para combater o tabagismo nesta população; no entanto, foram realizados relativamente poucos estudos sobre a cessação do tabagismo entre os consumidores de metadona.
Métodos: Num estudo transversal, utilizando principalmente uma versão adaptada do instrumento Global Adult Tobacco Survey, os utilizadores foram entrevistados nas fases do modelo transteórico. Na segunda fase, um grupo que tinha recebido tratamento padrão foi comparado com outro grupo que recebeu sessões de terapia de reforço motivacional. Os dados recolhidos foram analisados com recurso a estatísticas descritivas e inferenciais, incluindo testes não paramétricos.
Resultados: O número médio de cigarros auto-declarados por dia no início do inquérito era de 9,7 (DP = 5,8). 56% estavam na fase de pré-consumo. O nível de educação era geralmente baixo em toda a comunidade. Após a intervenção, os doentes declararam ter reduzido o seu consumo de tabaco numa média de 2%. Nenhum dos participantes referiu ter deixado de fumar completamente durante o estudo. Desde a linha de base até ao acompanhamento, quarenta e um por cento dos participantes na amostra final comunicaram uma redução de 50% no consumo de tabaco, enquanto vinte e seis por cento dos participantes não comunicaram qualquer alteração. De um modo geral, não se registaram diferenças significativas entre os grupos em termos de idade, estado civil, emprego, consumo de metadona ou educação.
Conclusão: Uma descoberta importante é que a terapia de reforço motivacional serviu como catalisador para o desenvolvimento da fase e como barreira para a regressão da fase neste grupo de fumadores que têm dificuldade em deixar de fumar.

CAPÍTULO 1 INTRODUÇÃO

1.1. Prólogo

É um facto inegável que o mundo tem uma razão científica para combater as causas nocivas do consumo de tabaco que continuam a conduzir à morte e à incapacidade, uma vez que o consumo de tabaco continua a ser um problema de saúde pública grave e importante (CDC 2013, em linha). Por conseguinte, as autoridades competentes devem tomar iniciativas abrangentes para controlar o aumento contínuo do consumo de tabaco, a fim de proteger tanto as gerações actuais como as futuras deste fardo sanitário e socioeconómico.

Prevê-se que o tabagismo contínuo será responsável pela morte de quase dez milhões de pessoas até 2070 e causará até 70% das mortes em todo o mundo, sendo que a maioria das pessoas vive em países em desenvolvimento (ITC Project, 2012, online).

O Governo da Maurícia enfrenta o mesmo problema. Aqui, o consumo de tabaco sob a forma de cigarros atingiu proporções alarmantes, pelo que é necessário um controlo mais eficaz. Estima-se que mais de 1,3 mil milhões de pessoas em todo o mundo consomem tabaco sob a forma de cigarros (ITC Project, 2012). É considerado o produto de consumo que mata regularmente os seus utilizadores. Prevê-se que o consumo contínuo de tabaco mate quase dez milhões de pessoas até ao final de 2070 e seja responsável por até 70% das mortes de pessoas em todo o mundo, sendo que a maioria das pessoas pertence a países em desenvolvimento (ITC Project, 2012, online).

A República da Maurícia está a enfrentar consequências relacionadas com a droga (People, 2011, online) e são necessárias novas provas sobre a cessação do tabagismo entre os consumidores de metadona. Além disso, milhares de mauritanos usam metadona para aliviar a sua dependência e, de certa forma, o seu uso causa uma elevada associação com problemas de dependência. O presente estudo baseia-se no Identificar e analisar as consequências e os factores associados à cessação tabágica nos dependentes de metadona.

1.2. Antecedentes deste estudo

O tabagismo é a causa mais evitável de morte e sofrimento em todo o mundo (ITC Project, 2012, online). De acordo com o Ministério da Saúde, mais de mil mauritanos são vítimas do consumo de tabaco todos os anos (Buglow, 2013, online). Embora as taxas de tabagismo não tenham aumentado nas últimas décadas, estimativas recentes sugerem que 20% das pessoas na Maurícia fumam. Existe uma vasta gama de medidas destinadas a reduzir o consumo de tabaco (ITC Project, 2012). Numa perspetiva global, o tabaco continua a ser a principal causa de morte inesperada, tendo matado cerca de cem milhões de pessoas no século XX e prevendo-se que venha a matar mil milhões de pessoas no século XXI. De acordo com os factos, mais de cinco milhões de pessoas são mortas em todo o mundo (Departamento de Saúde e Serviços Humanos dos EUA, 2004). Para os toxicodependentes, a terapia com metadona é uma alternativa notável para reduzir o número de mortes. De acordo com o Centro Nacional de Estatísticas da Saúde, a taxa de mortalidade nas Maurícias aumentou 66% devido ao facto de as pessoas serem prejudicadas pela toxicodependência (Fingerhut, 2008).

As revisões sistemáticas sobre o tabagismo apoiam a eficácia da terapêutica de substituição da nicotina (Silagy *et.al,* 2006, p. 3), do aconselhamento comportamental individual, do tratamento com os antidepressivos bupropiona e nortriptilina (Hendricks *et.al,* 2006, pp. 385-396; Hughes, 2007, pp. 121-131) e, especialmente, da vareniclina (por exemplo, Jorenby *et.al*, 2006, p. 56). Em cada um dos casos, estas intervenções revelaram-se 1 ½ vezes mais eficazes do que a não utilização de medicamentos. Grupos de tratamento. Os tratamentos menos eficazes, mas ainda promissores, incluem materiais de autoajuda, concursos "Deixe de fumar e ganhe" e terapia de grupo. Atualmente, existem muito poucas provas que apoiem a outras medidas como a prevenção da recaída, a hipnoterapia e os ansiolíticos para a cessação tabágica (Tonstad *et al.*, 2006, pp. 64-71).

A prevalência do tabagismo é particularmente elevada entre os toxicodependentes (Duhig *et.al*, 2005, pp. 271-283; Morissette *et.al*, 2008, pp. 1425-1431). Verificou-se que mais de 90% das pessoas em tratamento hospitalar para a dependência do álcool fumam cigarros (Sung *et.al*, 2011, pp. 40-57), e foram registadas taxas entre 74% e 88% para as pessoas em tratamento para a toxicodependência (Louden & Skeem, 2011, pp. 1-9). Foram registadas taxas de prevalência de 85% a 100% em pessoas que recebem tratamento de manutenção com metadona (MMT) (Okruhlica 2003, pp. 39-46).

O tratamento mais comum e eficaz para a dependência de opiáceos é o tratamento de manutenção com metadona (Stotts, 2009, p.1727-1740). A metadona é um medicamento que tem sido utilizado para tratar a dependência de heroína há mais de 40 anos. Funciona ocupando o recetor de opiáceos e bloqueando o "efeito" que resulta do consumo de heroína. A metadona também elimina os sintomas de abstinência e o desejo de consumir heroína (Cropsey *et.al*, 2006, pp. 653-659).

O número de doenças causadas pelo consumo de tabaco está a aumentar a um ritmo extraordinário em todo o mundo. De acordo com a Organização Mundial de Saúde, cerca de 1,4 mil milhões de pessoas fumam atualmente, e a grande maioria vive em países ricos. O tabaco é mortal, e cada cigarro encurta a vida de um fumador em sete minutos (OMS, 2013). A Organização Mundial de Saúde, Tobacco Free Initiative, estima que, com as tendências actuais, mais de oito milhões de pessoas morrerão de causas relacionadas com o tabaco até 2030 (OMS 2013). Em 2008, os dados do Banco Mundial indicavam uma prevalência do tabagismo de 31% dos adultos mauricianos com idade igual ou superior a 15 anos e, em 2009, o Inquérito Nacional sobre Doenças Não Transmissíveis concluiu que 40,3% dos homens fumavam. Dos factos acima referidos, pode concluir-se que a prevalência é muito elevada, apesar dos esforços consideráveis para reduzir o tabagismo (Warren *et al.*, 2000, pp. 868-876).

As despesas diretas do Governo da Maurícia com o programa de controlo do tabaco ascenderam a Rs. 2 061 500 em 2010. No entanto, a taxa de prevalência do tabagismo entre os adultos do sexo masculino era de 35,9% (Wilkinson & Marmot, 2003). Além disso, a prevalência do tabagismo é mais elevada entre os doentes com abuso de substâncias do que entre os não consumidores de drogas (Okruhlica 2003, pp. 39-46). De acordo com os padrões e tendências do consumo de álcool e outras drogas na Maurícia, o número de consumidores de metadona mauricianos aumentou drasticamente ao longo dos anos, passando de 3600 em 2010 para uma estimativa de 6000 consumidores diários na nossa ilha atualmente, um aumento de 200% em apenas três anos (Dunn *et al.*, 2010, pp. 1-9).

Esta secção fornece uma visão geral do consumo de tabaco e das abordagens de controlo do tabaco nas Maurícias aquando da Onda 1 do inquérito ITC Maurícias. As Maurícias estão a tentar liderar o caminho no controlo do tabaco em África. A Convenção-Quadro da OMS para o Controlo do Tabaco (FCTC) foi assinada pelas Maurícias em junho de 2003 e adoptada em maio de 2004 (Krug, *et.al*, 2002, pp. 1083-

1088). A Maurícia tomou medidas notáveis para cumprir os seus compromissos no âmbito da FCTC. Em 2007, o governo das Maurícias, em colaboração com a Organização Mundial de Saúde e várias outras partes interessadas, desenvolveu um plano de ação nacional de controlo do tabaco 20082012. O objetivo do plano de ação era reduzir a mortalidade e as doenças relacionadas com o tabaco através da prevenção do consumo de produtos do tabaco, da promoção da cessação tabágica e da garantia da proteção da saúde. Isto implicava um acordo governamental e uma obrigação moral de travar a epidemia por todos os meios possíveis. Em conformidade com este quadro, foi desenvolvido um Plano de Ação Nacional para o Controlo do Tabaco 2008-2012 como guia político e instrumento de execução. Embora a implementação positiva de muitos dos seus aspectos e os sucessos resultantes em várias áreas sejam promissores, a prevalência do tabagismo é ainda muito elevada. Ainda não está disponível um relatório anual de progresso sobre os resultados da redução dos efeitos nocivos do tabagismo. Até 2015, o Governo da Maurícia deve informar cuidadosamente a OMS sobre os progressos alcançados.
para alcançar os Objectivos de Desenvolvimento do Milénio e todas as convenções de saúde assinadas (Fiore *et al.*, 2008).

As taxas de cessação do tabagismo em doentes tratados com opiáceos são baixas; estima-se que apenas 5% dos doentes tratados com metadona que se apresentam num ambulatório de cessação do tabagismo estavam abstinentes do tabaco numa avaliação comparativa de seis meses, em contraste com 20% dos fumadores da população em geral num período de avaliação semelhante (Fuller *et.al,* 2007, pp. 53-60). Uma possível explicação para as baixas taxas de cessação do tabagismo em doentes com metadona foi a confirmação, através de estudos laboratoriais e naturalistas, de que os agonistas opiáceos podem aumentar os efeitos de reforço do seu hábito. A elevada prevalência do tabagismo, combinada com uma potencial maior valorização dos fumadores nos doentes que tomam opiáceos, sugere que os fumadores que tomam opiáceos podem ser um grupo particularmente interessante para promover a cessação tabágica (Fuller e colegas, 2007).

Apesar da elevada taxa de tabagismo, muitos doentes com opiáceos referiram estar conscientes dos efeitos nocivos do tabaco e muitos doentes referiram o desejo de deixar de fumar (Gonzales *et.al,* 2006). Estudos de revisão referem que mais ou menos 70-80% dos doentes com opiáceos estão interessados em deixar de fumar, 68-75% tentaram deixar de fumar pelo menos uma vez e 75% estariam dispostos a participar num programa de cessação tabágica se este fosse oferecido no seu centro de tratamento com metadona (Gonzales *et.al,* 2006, pp. 47-55). Os centros de tratamento de opiáceos poderiam tornar-se as instalações perfeitas para melhorar e ministrar educação sobre a cessação tabágica. Em primeiro lugar, muitos doentes estão estabilizados com medicação e podem atingir uma abstinência retardada do consumo de drogas ilícitas, o que lhes pode dar grandes esperanças de deixarem de fumar. Em segundo lugar, os doentes vêm regularmente ao centro (por exemplo, para a posse de metadona) e permanecem sob medicação durante um período de tempo prolongado, o que pode ser um fator de
oportunidade de verificar o seu estado de fumador com a maior frequência possível. Em terceiro lugar, muitos centros aderem a um conjunto geralmente uniforme de regulamentos estatais e eleitos. Isto sugere que uma boa colocação melhorada num centro pode também aplicar-se a outros centros que aderem a técnicas de trabalho comparáveis. Em quarto lugar, as informações sugerem que os programas médicos que

apoiam a cessação do tabagismo podem influenciar a probabilidade de os doentes deixarem de fumar. Por conseguinte, uma mediação frutuosa para a cessação do tabagismo, melhorada num programa, pode ter um potencial notável para se estender a instalações em todo o país (Gonzales *et.al,* 2006, pp. 47-55).

1.3. O problema

Na ausência de informações de base actualizadas e fiáveis, as despesas com produtos de saúde e os esforços dedicados não levam a lado nenhum; trata-se de um financiamento injustificado e potencialmente um desperdício dos recursos limitados do governo. Neste contexto, o autor gostaria de levantar a questão de saber se o custo crescente da cessação tabágica pode ser sustentado na ausência de dados baseados em provas e também de dados sobre a eficácia.

Dadas as elevadas taxas de consumo de tabaco entre as pessoas em tratamento com metadona, muitos autores sugeriram que é necessário fazer mais para combater o tabagismo nesta população (por exemplo, Haynes e Smith 2013; pp. 1-2). No entanto, foram desenvolvidas relativamente poucas intervenções sobre o tabagismo para pessoas em tratamento com metadona. Para colmatar esta lacuna, o presente estudo examina os factores associados à cessação tabágica entre os consumidores de metadona, utilizando uma versão adaptada do Global Adult Tobacco Survey (GATS, 2010) validada na língua crioula nativa. Para o efeito, o investigador procurou responder a questões básicas sobre o tema, tais como qual é a prevalência do tabagismo na comunidade da metadona. Além disso, o objetivo era esclarecer quais as variáveis responsáveis por este problema e quais os aspectos da atual política de cessação tabágica
quais são eficazes e quais são inúteis para estes indivíduos e a que nível, com base em que teoria estabelecida (como citado em Prochaska, *et.al,* 2004, pp. 1144-1156). A elevada taxa de prevalência do tabagismo, combinada com a distribuição diária de metadona, proporcionou uma oportunidade única para a implementação de um programa inovador de cessação do tabagismo para os toxicodependentes de metadona em tratamento neste local.

1.4. Objetivo do estudo

O principal objetivo deste estudo foi examinar e analisar se as práticas de saúde actuais (na Maurícia) são adequadas para a cessação do tabagismo nesta comunidade. Os resultados permitirão que tanto a comunidade científica como os decisores políticos orientem os seus esforços para um nível mais elevado de intervenções de saúde eficazes e baseadas em provas, em particular a promoção da autodeterminação.

1.5. Objectivos da investigação

Este estudo tem como objetivo capacitar as vítimas para deixarem de fumar, o que será conseguido através das seguintes estratégias

- Avaliação da intenção dos fumadores de deixar de fumar utilizando o Modelo Transteórico;
- Determinando o grau de dependência do tabaco;
- Identificando os obstáculos à cessação do tabagismo e desenvolvendo

recomendações práticas.

1.6. Estrutura do estudo

O primeiro capítulo da dissertação apresenta os antecedentes do estudo, bem como a finalidade e os objectivos, que foram alcançados através de um estudo quantitativo, baseado em inquéritos, e de um estudo aleatório de controlo a curto prazo. O segundo capítulo contém uma descrição pormenorizada

Panorama da literatura atual e clássica sobre o tabagismo, várias intervenções e planos de cessação tabágica, com uma discussão exaustiva do modelo transteórico. No terceiro capítulo, o desenho e o método de investigação, o instrumento de inquérito, a população deste estudo e os procedimentos de análise de dados são descritos em pormenor. No quarto capítulo, o autor discute os resultados do estudo e, finalmente, no quinto capítulo, as recomendações formuladas com base na revisão da literatura e nos dados recolhidos e analisados.

CAPÍTULO 2 REVISÃO DA LITERATURA

2.1 . Registo de entrada

Esta secção apresenta uma panorâmica do trabalho científico sobre a cessação tabágica e o comportamento de abandono do tabagismo das pessoas afectadas. A tónica é colocada na apresentação teórica do comportamento tabágico e da cessação do tabagismo nos consumidores de metadona.

O tabagismo é uma das principais causas de mortalidade e de horror entre os doentes que costumavam tomar comprimidos ilegais (Higgins *et al.* 2007). A proporção de fumadores entre os doentes que tomam medicação de manutenção com metadona é excecionalmente elevada; cerca de 90% dos doentes que frequentam as instalações de metadona fumam tabaco. Entretanto, apenas um em cada três centros de tratamento com metadona dá instruções aos seus pacientes para deixarem de fumar (CDC 2013). No entanto, ao longo da última década, a situação nesta área mudou, uma vez que o rastreio adicional e as considerações organizacionais têm sido associados à melhoria da cessação tabágica entre os doentes com metadona. Dada a importância das doenças cardiovasculares como explicação para o declínio, convém concentrarmo-nos em alguns dos componentes de risco que causam estas doenças - doenças como a diabetes, a hipertensão arterial, o colesterol elevado e a obesidade, bem como comportamentos de risco, nomeadamente o tabagismo - cuja influência no crescimento é bem conhecida. A rápida industrialização e a abertura da ilha à globalização conduziram a uma mudança sem precedentes dos hábitos de vida. Os efeitos negativos resultam, portanto, de um estilo de vida ocidentalizado, com comportamentos pouco saudáveis e o impedimento da dependência do tabaco (Higgins *et.al,* 2007, p. 271-281).

2.2 . Cessação do tabagismo

Na Maurícia, quase um terço dos homens adultos (18 anos ou mais) fumam (32,4%) e apenas 2,6% das mulheres adultas fumam. Isto indica um declínio notável desde 1998, quando 42,1% dos homens e 3,2% das mulheres eram fumadores. Quase todos os fumadores na Maurícia

(91%) são fumadores diários (Raiff, *et.al,* 2010, pp. 834-838). Por outro lado, a Maurícia tem uma taxa de consumo de tabaco relativamente baixa entre os fumadores diários - 9,9% do total de fumadores diários - a segunda taxa de consumo normal mais baixa entre os países das ITC. A maior parte dos fumadores mauricianos (87%) tem atitudes negativas em relação ao tabaco - a segunda mais elevada de todas as nações ITC - e a maioria dos fumadores (77%) está interessada em deixar de fumar (Higgins, *et.al,* 2006, pp. 138-141).

Sabe-se que fumar aumenta significativamente o risco de cancro e de doenças cardiovasculares (Fagerström, 2002, pp. 1-9). Os fumadores que deixam de fumar, por exemplo, têm um risco duas vezes menor de cancro do pulmão do que os fumadores que continuam a fumar (Critchley & Capewell, 2003, p. 4). Alguns estudos sobre a cessação do tabagismo analisaram vários aspectos, como a literacia em saúde e os resultados da cessação do tabagismo na sequência de um programa de cessação do tabagismo em regime de internamento. Utilizando uma amostra de trinta participantes do estado de Ohio, o acompanhamento pós-intervenção revelou que a capacidade dos participantes para deixarem de fumar parecia depender mais dos seus factores ambientais do que das suas competências práticas em matéria de saúde (Reid, *et.al,* 2008, pp. 53-60).

Brown *et al.* (2012, p. 37) investigaram se a cessação tabágica e o seu sucesso eram influenciados pelo estatuto socioeconómico, utilizando a intervenção interactiva na Web baseada em provas "StopAdvisor.com" e testes com utilizadores finais. A análise estatística inferencial revelou resultados promissores ao aplicar teoria e evidência, recomendando uma extensão do estudo para uma conclusão mais fiável. Numa comunidade de cidadãos dos Países Baixos que recebem tratamento de substituição para a toxicodependência, foram investigados os efeitos dos estímulos ao tabagismo em clientes abstinentes dependentes de drogas que receberam uma combinação de uma abordagem de reforço comunitário e da terapia de substituição de analgésicos opiáceos naltrexona.

Neste domínio, o papel do Instituto de Saúde das Maurícias centrou-se sobretudo em algumas das avaliações dos Projectos Internacionais de Avaliação das Políticas de Controlo do Tabaco (ICT, 2010) na ilha. As respostas dos indivíduos, baseadas em questionários de auto-relato inicialmente preparados em inglês, foram analisadas estatisticamente e publicadas, tendo este trabalho algumas críticas óbvias, como o facto de não ter em conta o aspeto das dificuldades e terapias de cessação tabágica (Richter, *et.al,* 2005, pp. 475-480).

Uma avaliação do sucesso da cessação tabágica sugere que as taxas de abandono do tabagismo foram baixas quando foram implementados centros de cessação tabágica. Noutro estudo que examinou a adequação de uma cessação tabágica profundamente personalizada, verificou-se que as cartas de aconselhamento eram melhores do que o aconselhamento telefónico e os manuais específicos de auto-aperfeiçoamento. Estes resultados sublinham a necessidade de uma iniciativa essencialmente personalizada para uma abordagem baseada na afirmação da mudança de qualidade (Nahvi, 2006, pp. 2127-2134).

2.3 . Investigação anterior sobre a cessação tabágica

Poucos estabelecimentos de saúde oferecem recursos fiáveis para a cessação tabágica aos seus doentes. Por exemplo, apenas 48% dos doentes tratados com opiáceos referiram ter falado com um professor sobre a cessação tabágica durante o tratamento (Richter, *et.al,* 2001, pp.296-299). Quando foi prestado aconselhamento, este consistiu principalmente em conselhos sobre como deixar de fumar (73% dos centros inquiridos), em vez de orientações organizadas para deixar de fumar (32-41%) ou a organização de farmacoterapias (17-29%). Além disso, 30-40% dos doentes apoiados por opiáceos referem que um conselheiro os aconselhou a adiar a cessação tabágica enquanto estavam a receber medicação para o abuso de comprimidos, e 4% dos doentes foram persuadidos a fazer um esforço para nunca deixar de fumar. Os doentes de apoio dependentes de opiáceos têm curiosidade em deixar de fumar (Cunningham, *et.al,* 2006, pp. 53-58).

2.4 . Preocupações com a cessação do tabagismo e a redução atempada do consumo de drogas ilícitas

Um obstáculo à cessação do tabagismo em doentes tratados com opiáceos foi a preocupação regularmente expressa por algum pessoal dos centros de bairro de que deixar de fumar provocaria uma recaída no consumo de drogas ilícitas. No entanto, os estudos mostram que este receio não se confirmou (Shiffman, *et.al,* 2002, pp. 33-40). Por exemplo, os participantes que recaíram no consumo de comprimidos no âmbito de um programa de cessação do tabagismo não registaram qualquer alteração ou, na maioria dos casos, passaram a consumir drogas ilícitas ou bebidas espirituosas. Do mesmo modo, foi sugerido que a continuação do consumo de tabaco durante o apoio medicamentoso, e não a sua cessação, é um marcador funcional para identificar os doentes em risco de recaída para as drogas ilícitas (Javors, *et.al*, 2005, pp. 159-167).

2.5 . Farmacoterapia e intervenções

As farmacoterapias para a cessação do tabagismo (por exemplo, nicotina transdérmica, bupropiona) revelaram baixas taxas de cessação do tabagismo em doentes tratados com opiáceos (Lemon, *et.al,* 2003, pp. 1323-1331). O principal destes estudos foi uma avaliação não aleatória da bupropiona, para além dos adesivos de nicotina, para ajudar os fumadores dependentes de metadona. Os membros (n=28) foram também submetidos a uma entrevista motivacional destinada a ajudá-los a compreender a cessação tabágica. A cessação do tabagismo foi caracterizada pela presença de monóxido de carbono (CO) no hálito ≤10ppm e pela declaração pessoal de não ter fumado nos últimos sete dias (Shoptaw, *et.al,* 2000, p.13171328). No final das doze semanas de tratamento, apenas 7% dos participantes podiam ser descritos como abstinentes do tabaco. Num segundo estudo, os doentes com metadona receberam um adesivo de nicotina e uma entrevista motivacional durante um período de doze semanas. Os membros (n=383) foram aleatoriamente afectados a um pacote de medicação insignificante (adesivo + duas visitas de orientação) ou máximo (adesivo + 3 visitas de orientação). O centro de gravidade da retenção aos três e seis meses foi de caracterizada por um valor respiratório de CO ≤8ppm. A mediação não teve grande impacto, com apenas 7% e 5% de todos os participantes a afirmarem que estavam abstinentes ao fim de três e seis meses, respetivamente (Knudsen & Studts, 2010, pp. 212-219).

Um terceiro grande estudo multi-local envolveu doentes em centros de tratamento com metadona e em tratamento ambulatório geral. Os membros foram aleatoriamente designados para a mediação do tabagismo (n=153) ou para a não mediação (n=72). Os participantes no grupo de cessação tabágica receberam adesivos de nicotina durante oito semanas e participaram em terapia cognitivo-comportamental (Sigmon, *et.al,* 2008, pp. 99-119). Foram recolhidas amostras de CO no ar expirado em cada visita semanal e a abstinência foi classificada como ≤10ppm. Os membros que adoptaram medicação para o tabagismo tinham menos probabilidades de fornecer uma amostra bioquímica negativa ao longo do tempo. Nas semanas 2-7, fumaram menos do que o grupo de controlo (10% versus 0%, separadamente). No entanto, de um modo geral, as taxas de abstinência não foram notáveis e as diferenças de composição não foram mais evidentes nos acompanhamentos de 13 e 26 semanas (Lemon, *et.al,* 2003, pp. 1323-1331).

2.6 Investigação sobre a cessação tabágica

No que diz respeito ao consumo de rapé, a investigação distinguiu dois processos principais, um para os principiantes e outro para os utilizadores avançados, para os quais a fase de manutenção dura geralmente décadas (Shiffman *et al.,* 2008, p. 24). Estes processos podem, por sua vez, ser classificados em fases que ajudam a compreender a extensão e a natureza da dependência. Os investigadores desenvolveram e interpretaram inquéritos sobre o consumo de rapé e organizaram programas de

prevenção e controlo em que a intervenção pode ser orientada para as várias fases e subfases do processo de iniciação, manutenção ou cessação (Kotz, Fidler, & West, 2009, p. 2). Por conseguinte, a compreensão dos factores determinantes da dependência da nicotina constitui a base para o planeamento
intervenções, a avaliação das iniciativas de controlo do tabaco ou a monitorização epidemiológica do tabagismo.

Quando se trata de deixar de fumar, uma das conclusões mais importantes a que se chegou após mais de cinco décadas de investigação é que o rapé, especialmente a nicotina, é uma substância que causa dependência. Isto faz com que o tabagismo seja uma doença crónica e que deixar de fumar seja um processo moroso que se desenvolve geralmente em várias fases. A nicotina é atualmente considerada uma substância viciante, uma vez que preenche os critérios 1.2 da Associação Americana de Psiquiatria (APA), ou seja, provoca dependência física e psicológica. O relatório de 1988 do Surgeon General sobre a dependência da nicotina define a dependência como o uso compulsivo de substâncias psicoactivas associado à tolerância à droga e à dependência física (por exemplo, sintomas de abstinência devido à supressão da dose). A dependência da nicotina desenvolve-se de acordo com um padrão de autoadministração repetida, que normalmente conduz à tolerância, a sintomas de abstinência e a comportamentos compulsivos durante o consumo. A maioria das pessoas que fumam quer libertar-se da sua dependência.

2.7 Modelo transteórico Fases da mudança

O Modelo Transteórico de Mudança de Comportamento na Saúde é o resultado de uma análise dos principais modelos de psicoterapia e de mudança de comportamento (DiClemente & Prochaska 1988). O modelo utiliza uma dimensão temporal, as fases de mudança, para integrar os processos de mudança de diferentes teorias. O Modelo Transteórico de Mudança de Comportamento em Saúde estabeleceu-se como uma das ideias mais inovadoras no campo da promoção da saúde e da prevenção da doença nos anos 90, oferecendo formas de planear e implementar intervenções baseadas nas caraterísticas específicas de grupos populacionais. A força do modelo transteórico já era evidente na sua capacidade de acelerar a taxa de mudança de comportamento em populações incluídas como constructos explicativos ou variáveis no modelo. Este modelo é atualmente
é reconhecido como um recurso inovador no domínio da educação e da promoção da saúde em forte processo de alcance global, sendo considerado por vários autores como um fator importante na redefinição da base teórica das intervenções neste domínio nos últimos anos.

O modelo transteórico de mudança de comportamento em matéria de saúde no modelo transteórico surgiu nos primeiros anos a partir de uma análise comparativa das teorias relevantes para explicar a mudança de comportamento nos toxicodependentes. O modelo explica a mudança de comportamento com base em cinco variáveis: Fases e processos de mudança, equilíbrio decisional, auto-eficácia e tentação (DiClemente & Prochaska 1988, pp. 133-142).

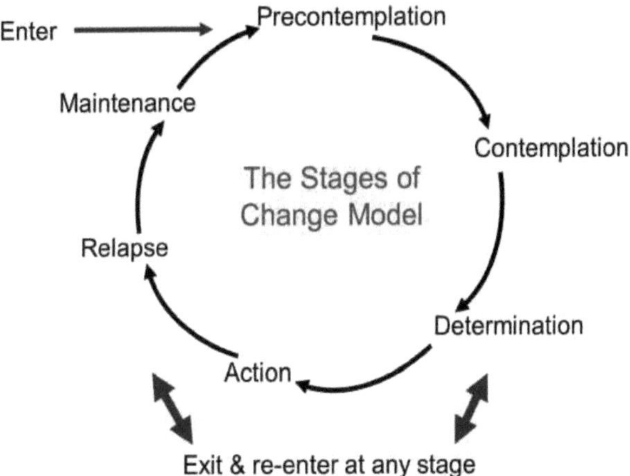

Figura 1: O modelo transteórico (fases de mudança)

2.8Estágios da mudança

2.8. 1Pré-contemplação

A pré-contemplação é a fase em que as pessoas não têm intenção de mudar o seu comportamento, de tomar uma ação específica para mudar o comportamento de risco para a saúde, geralmente durante um período de seis meses. Um subconjunto de pessoas é classificado na fase de pré-contemplação, em que pode haver uma falta de informação sobre o comportamento a curto, médio ou longo prazo. Na fase de pré-contemplação, observa-se que as pessoas evitam ler, falar e pensar sobre o seu comportamento de risco, que

e são colocados na defensiva pela pressão social para mudar, geralmente não estão motivados nem interessados em participar em programas ou medidas de promoção da saúde ou de educação para a saúde (DiClemente, *et al.* 1991, pp. 295-304).

2.7.1 Contemplação

A contemplação é a fase em que a pessoa tem a intenção de mudar. O utilizador de substâncias pode fazer uma tentativa formal de mudar o seu comportamento. Os contempladores estão conscientes dos benefícios da mudança em comparação com os pré-contempladores, mas o peso relativo dos factores que levam à mudança ainda é muito elevado. Os contempladores consideram a mudança, mas ainda assumem um compromisso concreto de agir, e consideram a opção de mudar durante até dois anos, dizendo a si próprios que um dia mudarão.

2.7.2 Preparação

Na fase de preparação, as pessoas tomam a decisão de mudar e comprometem-se a fazê-lo. Fazem pequenas mudanças e tentam implementá-las num futuro imediato, no máximo nos próximos trinta dias. Fazem pequenas mudanças e tentam implementá-las no futuro imediato, no máximo nos próximos trinta dias. As pessoas preparam-se para a mudança porque já tiveram experiências específicas de mudança no passado. Têm também uma consciência muito forte dos benefícios de mudar o seu comportamento. Estas pessoas têm um plano para agir ou participar numa atividade que tem um grande potencial para participar em programas orientados para a ação e são normalmente recrutadas através das intervenções.

2.7.3 Ação

A ação é a fase em que as pessoas fazem mudanças objectivas e mensuráveis no comportamento externo durante um período de um a seis meses. Uma vez que esta fase é efetivamente observável, a mudança de comportamento tem sido histórica e simplisticamente descrita como

para a ação. Em geral, as pessoas nesta fase avaliam muito bem os benefícios da mudança e demonstram um maior grau de auto-eficácia. Nesta fase, ocorrem vários processos de mudança, o que também é ideal para intervenções tradicionais destinadas ao público em geral. A intervenção é uma etapa considerada insegura devido ao potencial de recaída ou de transição rápida para a fase de manutenção.

2.7.4 Manutenção

A manutenção caracteriza-se por uma tentativa de estabilizar o comportamento de troca já manifestado. Trata-se de um período de, pelo menos, seis meses após ter sido registada uma mudança observável no indivíduo para evitar a recaída, recorrendo a um conjunto de processos de mudança diferentes e específicos. Durante esta fase, as pessoas sentem-se menos tentadas a regressar ao comportamento alterado, o que aumenta gradualmente a sua confiança para manter a mudança de comportamento. Esta fase dura de seis meses a dois anos (Prochaska & DiClement 1982. p276-287).

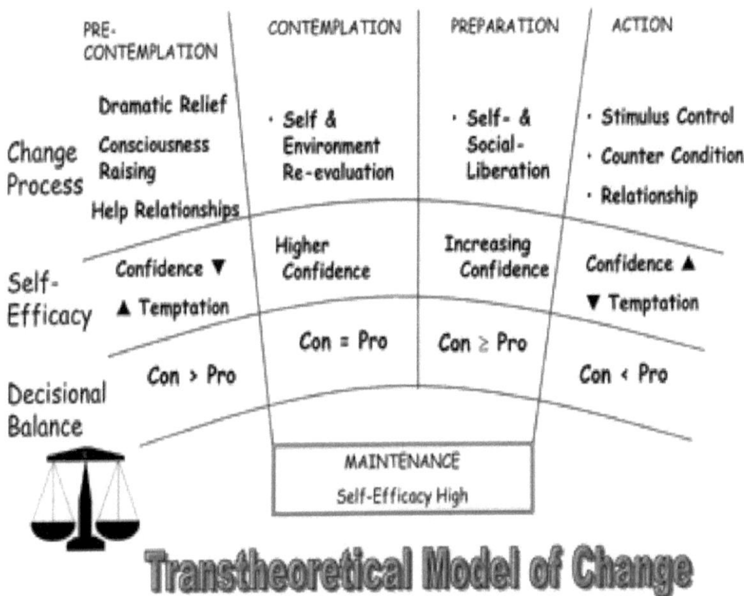

Figura 2: Modelo transteórico do equilíbrio de decisão

2.9 Auto-eficácia da abstinência

A teoria da auto-eficácia tem implicações significativas para o conhecimento da relação entre os recursos cognitivos dos consumidores de droga e a procura de uma recuperação duradoura da dependência. A auto-eficácia é um aspeto importante da prevenção da recaída que pode ajudar os consumidores de droga a enfrentar situações de alto risco. Muitos estudos demonstraram que o otimismo e a auto-eficácia para a abstinência estão associados à abstinência dos toxicodependentes. A associação positiva entre a auto-eficácia para a abstinência e o otimismo sugere que as expectativas optimistas de um resultado favorável coincidem com a crença numa ação continuada para manter as expectativas positivas. Esta é uma interpretação plausível dos dados, se o otimismo for visto como funcional na promoção de comportamentos saudáveis, como Para além das expectativas positivas, o otimismo funcional inclui também um sentimento de auto-eficácia. São necessários mais estudos para esclarecer esta discrepância, que pode estar relacionada com diferenças na amostra (White, *et al,* 2001, p. 8). A auto-eficácia é a confiança que uma pessoa tem para enfrentar uma situação de risco sem se envolver em comportamentos de saúde indesejáveis ou prejudiciais. Esta componente é particularmente importante no domínio social

Figura 3: Modelo de auto-eficácia

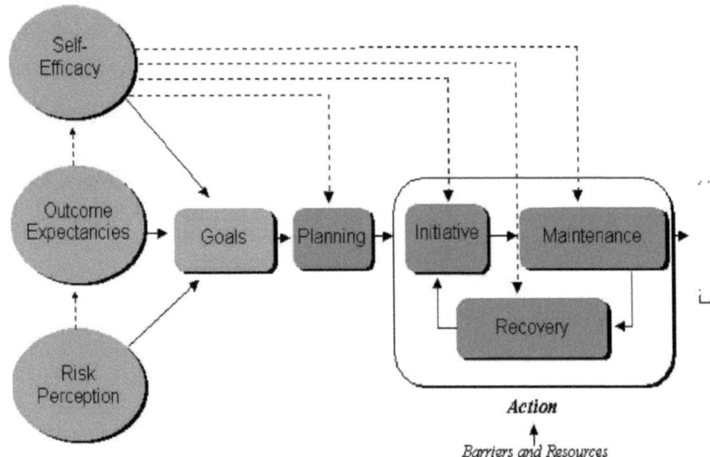

teoria cognitiva de Alberto Bandura. No processo de mudança, a auto-eficácia é um preditor que apresenta uma evolução muito fiável nas fases de ação e de manutenção. Durante a mudança, a auto-eficácia aumenta linearmente e o nível de tentação diminui.

2.10 Tentação Auto-controlo

Estudos demonstraram que as próprias pessoas podem melhorar a sua capacidade de se controlarem (West Zhou, 2007, p. 35). Para se controlarem, as pessoas devem ter a capacidade de pensar de forma abstrata e de se distanciarem psicologicamente de determinadas situações. A capacidade das pessoas para se controlarem depende da forma como vêem o mundo. Se conseguirem pensar a um nível mais elevado

Desta forma, podem desenvolver a capacidade de exercer o autocontrolo numa determinada situação. Estudos demonstraram também que as pessoas com um elevado nível de concetualização do pensamento condicionado são mais capazes de evitar tentações que conduzem à gratificação imediata. Estão mais dispostas a investir mais tempo e esforço para aprender mais sobre si próprias. Têm menos probabilidades de cair na armadilha das tentações que as podem levar a comportamentos de risco. Um novo estudo da Kellogg School of Management explora as razões para este facto e mostra que as pessoas pensam frequentemente que são mais resistentes à tentação do que na realidade são. O estudo centrou-se na forma como a crença de uma pessoa de que é resistente aos impulsos influencia as suas reacções à tentação (Chapman e Mackenzie, 2010, p. 98). Os resultados mostraram que, em média, as pessoas calculavam mal a sua capacidade de resistir à tentação.

2.11 A decisão de equilíbrio

O equilíbrio decisional refere-se à ponderação das vantagens e desvantagens da implementação de um comportamento preventivo. É importante notar que o equilíbrio depende da fase em que a pessoa se encontra, ou seja, deve haver uma avaliação gradual destinada a analisar as vantagens e desvantagens de passar para uma fase posterior. Segundo um dos criadores do modelo, a avaliação das consequências positivas e negativas (equilíbrio decisional) é o melhor preditor no processo de mudança, uma vez que na fase de pré-contemplação, a perceção do custo comportamental da mudança é maior do que a perceção dos benefícios que se vai investindo à medida que se avança nas fases. Os investigadores também acreditam que aumentar a motivação positiva pode ser a melhor forma de promover a mudança se o indivíduo quiser progredir nas fases.

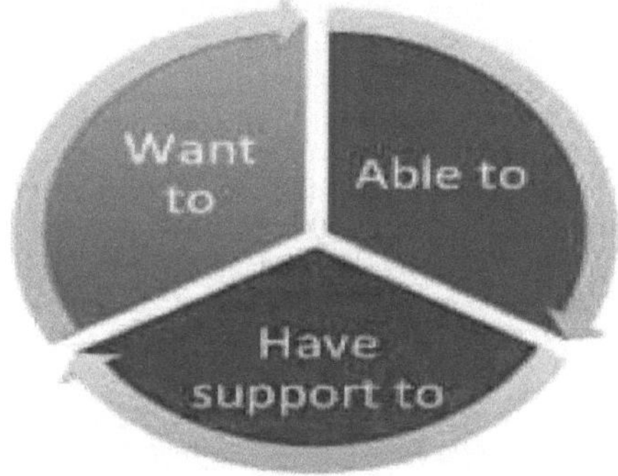

Figura 4: Abordagem da terapia de reforço motivacional (MET)

2.12 Pressupostos do modelo - estado da mudança

O MET baseia-se no pressuposto fundamental de que a mudança de comportamento é um processo em que as pessoas têm diferentes motivações e intenções de mudança. Isto permite-lhes planear intervenções e programas que satisfaçam as necessidades específicas do seu grupo social ou comunidade. O modelo baseia-se numa série de pressupostos sobre a natureza da mudança de comportamento e as caraterísticas das intervenções que podem facilitar essa mudança. A premissa orientadora da teoria, da investigação e da aplicação prática é a seguinte Não pode haver uma teoria ou modelo que explique totalmente a mudança complexa de comportamento.

1. A mudança é um processo que se apresenta como uma sequência de etapas.
2. As fases são estáveis mas passíveis de mudança, tal como acontece com os factores de risco comportamentais.
3. Os grupos populacionais mais vulneráveis não estão preparados para agir e, por conseguinte, não beneficiam dos programas tradicionais de educação para a

prevenção dos riscos.

4. O comportamento é, em certa medida, regido por factores biológicos, sociais e de autocontrolo.

5. O desafio consiste em avançar para programas e intervenções de saúde comportamentais baseados na população e apoiados por estratégias interactivas que apoiem as mudanças esperadas através do ambiente (Kelly *et al.* 2000 1537-1549).

2.13 Episódios depressivos e cessação tabágica

Os fumadores com episódios depressivos ou sintomas depressivos elevados têm menos probabilidades de deixar de fumar e mais probabilidades de recaída (Hung *et al.*, 2011, p. 12, também em Kim, 2009, p. 67). Apresentam taxas mais elevadas de dependência da nicotina e têm maior probabilidade de sofrer sintomas/episódios depressivos quando tentam deixar de fumar do que as pessoas sem sintomas depressivos. Mesmo os sintomas depressivos ligeiros reduzem significativamente as taxas de cessação tabágica (Fong Tsuang, 2007, p. 56). Os sintomas depressivos específicos, como a anedonia (falta de/incapacidade de sentir prazer) e o baixo nível de afeto positivo, exacerbam os sintomas de abstinência e reduzem a probabilidade de abstinência continuada, mesmo quando se tem em conta a dependência da nicotina, os sintomas depressivos actuais e um historial de depressão. Um comportamento crítico a ter em conta nos fumadores com sintomas depressivos elevados é o abuso de substâncias; 75-95% dos indivíduos em tratamento de toxicodependência fumam cigarros, e a depressão e as perturbações relacionadas com o uso de substâncias coexistem frequentemente (Willemsen *et al.*, 2006, pp. 441-449).

2.14 Factores que influenciam o processo de cessação tabágica

2.14.1 Modelo de mudança passo a passo

Grande parte da investigação comportamental sobre a cessação tabágica está atualmente a ser desenvolvida com base no Modelo Transteórico (MT) das fases de mudança. O MT vê a mudança de comportamento como um processo cíclico com cinco fases: Pré-Consideração, Consideração, Preparação, Ação e Manutenção. Os fumadores que se encontram na primeira fase não estão a pensar em deixar de fumar nos próximos seis meses. Os que já estão a pensar em deixar de fumar rapé nos próximos seis meses

Os meses estão na fase de consideração da preparação e aqueles que planeiam deixar de fumar nos próximos trinta dias. Uma pessoa move-se várias vezes em ambas as direcções entre estas fases antes de atingir o seu objetivo (Prochaska & Hilton, 2012,p.23).

A aplicação da MT nos estudos sobre o tabagismo representa uma mudança concetual significativa, uma vez que o foco não está na ação, mas na fase ou no estado em que o indivíduo se encontra. Este estado deixa assim de ser apenas um conceito teórico e passa a ser uma variável importante para a investigação e a prática. As intervenções destinadas a persuadir o fumador a deixar de fumar têm mais hipóteses de sucesso com pessoas que se encontram na fase de preparação ou de ação. Infelizmente, embora uma elevada percentagem de fumadores queira deixar de fumar, poucos estão dispostos a fazê-lo a curto prazo. Nos EUA, por exemplo, apenas 20% dos fumadores adultos e adolescentes se encontram na fase de preparação, o que significa que 80% dos fumadores são excluídos dos programas de tratamento que se encontram na fase de ação ou têm poucas hipóteses de sucesso (Moore, *et al.*, 2011, p. 67). Este facto pode explicar em parte os resultados modestos que, de um modo geral, apoiam as intervenções sobre o tabagismo. A terapia propõe uma intervenção diferente para cada estado, adaptada às necessidades de cada grupo de fumadores, o que facilita tanto o recrutamento como a retenção. De uma perspetiva epidemiológica e de avaliação, a implementação dos princípios da MT representa um marco importante. Tornar-se um ex-fumador não começa necessariamente com a tentativa de fumar o último cigarro, mas apenas quando a pessoa considera deixar de fumar.

2.14.2 Grau de dependência

Embora alguns estudos não tenham encontrado uma relação clara entre a dependência e o número de tentativas de deixar de fumar e a abstinência, o grau de dependência parece ser uma variável a considerar na cessação tabágica. Os indivíduos que fumam quinze ou mais cigarros por dia têm um nível de dependência moderado a elevado do que os que fumam menos de quinze. Nalguns estudos, a adição de terapia de reforço motivacional (MET), o grau de dependência e o número de cigarros foram combinados.

o historial de tentativas anteriores de deixar de fumar para estimar a probabilidade de um fumador conseguir deixar de fumar rapé (Shiffman, 2010, p. 90). Uma pessoa em estado de pré-contemplação tem um elevado nível de dependência se não tiver tentado deixar de fumar recentemente e não tencionar fazê-lo nos próximos seis meses. Em contrapartida, um fumador com um baixo nível de dependência que tenha conseguido não fumar durante pelo menos sete dias no último ano aumenta as suas hipóteses de sucesso para 20%. Por conseguinte, as intervenções de controlo do tabaco destinadas a aumentar o número de ex-fumadores a nível da população devem também incluir estratégias para reduzir o número de fumadores que consomem quinze ou mais cigarros por dia. (Moore *et al.* 2011).

2.14.3 Medição da cessação tabágica na população em geral

Segundo Shiffman (2010), para medir o impacto dos programas de controlo e tratamento do tabaco na população em geral, é necessário ter em conta determinados critérios. Em primeiro lugar, os jovens, que estão geralmente em vias de se tornarem fumadores regulares, e as pessoas que fumam ocasionalmente são dois subgrupos importantes de fumadores, mas a sua inclusão na medição global da negligência pode levar a interpretações erradas (Oh , *et al*,2012,pp.73-77). Por conseguinte, é aconselhável definir a população-alvo de forma tão precisa e restrita quanto possível ao medir o efeito de uma intervenção. Por exemplo, os fumadores diários regulares que já concluíram o processo de iniciação. Em segundo lugar, a intervenção deve ter uma dimensão temporal que defina claramente a relação causa-efeito entre a intervenção e a cessação. Por exemplo, a taxa de abandono do tabaco é definida como a proporção de ex-fumadores em relação ao número total de fumadores, o que constitui uma medida fiável da cessação global numa população (Shiffman *et al.*, 2008, pp. 121-131). A medida deve captar não só as mudanças independentes em termos de sucesso absoluto ou abstinência total, mas também qualquer progresso no processo que facilite esse

processo. Para
Certas medidas podem ter efeito, por exemplo, encorajando as tentativas de deixar de fumar, o que significa um resultado positivo.

2.15 Política e implementação do sistema de saúde na Maurícia

O consumo de tabaco parece ter diminuído entre os homens, de 57,9% em 1987 para 35,9% em 2004, possivelmente devido a uma maior sensibilização para os efeitos nocivos do tabaco na saúde e às medidas legislativas contra o tabagismo adoptadas por campanhas antitabaco e outras organizações. Os hábitos tabágicos dos jovens são preocupantes, como mostra o Global Youth Tobacco Survey (2003). De acordo com este inquérito, 31,3% dos estudantes nunca fumaram cigarros. Por outro lado, 14,8% dos jovens que frequentam a escola fumaram cigarros recentemente. A atual legislação de controlo do tabaco está atualmente a ser alterada em conformidade com a Convenção-Quadro para o Controlo do Tabaco (Shiffman, 2010, p.43).

2.16 Resumo da literatura analisada

Em suma, o tabagismo em torno dos doentes com opiáceos é três vezes mais prevalente do que na população em geral e está associado a um maior sofrimento e mortalidade. Não tem havido muitos esforços e o sucesso tem sido limitado na promoção da cessação tabágica nesta população. Os estudos apresentados mostram que a cessação do tabagismo ocorre em doentes tratados com opiáceos. É necessária investigação adicional para distinguir os sistemas de gestão da cessação tabágica alcançados durante esta medicação inicial. Em geral, esta linha de investigação tem sugestões substanciais para as populações tratadas com opiáceos e, adicionalmente, para outras modalidades de medicação sedativa (Lerman, *et.al,* 2004, pp. 426-433).

A análise da literatura mostra que os programas de tratamento são uma parte essencial de qualquer iniciativa de cessação. Tanto os profissionais de saúde como a administração da saúdedevem compreender a importância de facilitar o acesso às terapias de cessação tabágica, cuja eficácia foi demonstrada em revisões e meta-análises recentes. O impacto das intervenções é frequentemente considerado não só a nível individual para avaliar quem deixará definitivamente de fumar, mas também para prever quem será potencialmente bem sucedido e quem não o será. O modelo formal de mudança baseia-se nesta abordagem e a sua aplicação é uma ferramenta importante tanto para quem desenvolve como para quem avalia. Outros factores, como o nível de dependência e as tentativas anteriores de deixar de fumar, também podem ser úteis para definir e classificar o fumador.

Para obter um benefício de saúde pública, estes resultados individuais têm de ser multiplicados e somados para produzir uma mudança significativa na população em geral. É evidente que existem intervenções muito eficazes para deixar de fumar que afectam apenas um pequeno número de pessoas e têm pouco ou nenhum impacto na saúde da população em geral. Estas considerações devem ser tidas em conta no planeamento das intervenções e na avaliação dos programas. É importante compreender os diferentes aspectos do processo de cessação tabágica e a sua aplicação prática aos indivíduos e à população em geral, o que é essencial tanto para quem desenvolve como para quem avalia.

CAPÍTULO 3: METODOLOGIA

3.1. Introdução

Este capítulo descreve os métodos utilizados para efetuar este estudo. Estes incluem o seguinte: Participantes; Desenvolvimento do instrumento; Teste do instrumento; Procedimentos; Fases um e dois; e Análise de dados.

3.2. Aproximação

Existem duas grandes categorias de investigação em termos da abordagem utilizada para chegar a conclusões: indutiva e dedutiva (Babb 2013). A abordagem de investigação indutiva orienta o processo a partir de observações específicas para um conhecimento geral, enquanto a abordagem de investigação dedutiva orienta o processo a partir de observações gerais para um conhecimento específico (Bendassolli 2013 p. 50). A abordagem escolhida neste estudo é indutiva. Consequentemente, a informação específica é processada num momento específico para chegar a uma conclusão geral (Babb 2013). A abordagem indutiva é mais científica do que a abordagem dedutiva porque a conclusão na abordagem indutiva é baseada em observações e não em teorias (Bendassolli 2013). A abordagem indutiva também é conhecida como abordagem "de baixo para cima", ou seja, é um processo de inferir uma lei geral a partir de casos específicos. O processo é um método em três etapas: (1) observação sistemática do fenómeno em estudo, (2) identificação de temas ou padrões na observação e (3) desenvolvimento da teoria utilizando os padrões observados. Segue-se uma representação esquemática da abordagem indutiva.

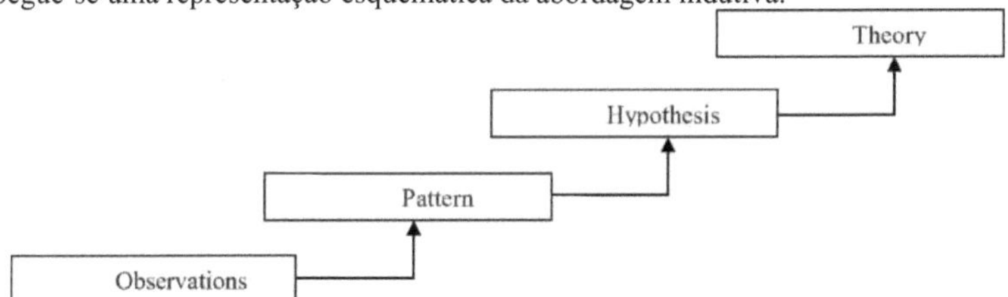

Figura 5: Abordagem ascendente da investigação

As observações são feitas sob a forma de pesquisa bibliográfica e de recolha de dados. Padrões na

Os dados recolhidos podem ser observados através de vários métodos estatísticos. Outra gama de métodos estatísticos pode testar a hipótese, cujos resultados conduzem a uma conclusão de investigação que é uma nova teoria ou uma extensão de uma teoria existente (Babb 2013).

3.3. Paradigma da investigação

Este é um método quantitativo que se situa no paradigma positivista (Killam 2013, p. 32). Como o nome sugere, a afirmação da tese foi testada utilizando este método com base na quantidade. O método alternativo é o método qualitativo, em que a hipótese pode ser testada com base na qualidade. Embora o método qualitativo proporcione um conhecimento aprofundado, os resultados do método quantitativo são mais generalizáveis à população.

PARADIGM	METHOD	PURPOSE
POSITIVIST	Quantitative Numerical Statistical Analysis	Describe Explain Predict & Control
NATURALISTIC Constructivist Interpretive Relativist	Qualitative Narrative Content Analysis	Identify Describe Explore Explain
CRITICAL SOCIAL THEORY	MIXED	Primarily: Local Problem-Solving

Quadro 1: Paradigmas de investigação

3.4. Recolha de dados

Os dados necessários para a primeira fase eram dados transversais. Todos os dados eram de natureza primária e foram recolhidos através de um inquérito por questionário. A informação obtida através dos questionários foi utilizada para a análise quantitativa. A abordagem sistémica foi utilizada para a recolha de dados. Esta abordagem foi desenvolvida por Cassell e Symon (1994) e é uma metodologia pormenorizada, abrangente e integrada para a recolha de dados que conduz ao resultado final em etapas lógicas e interligadas.

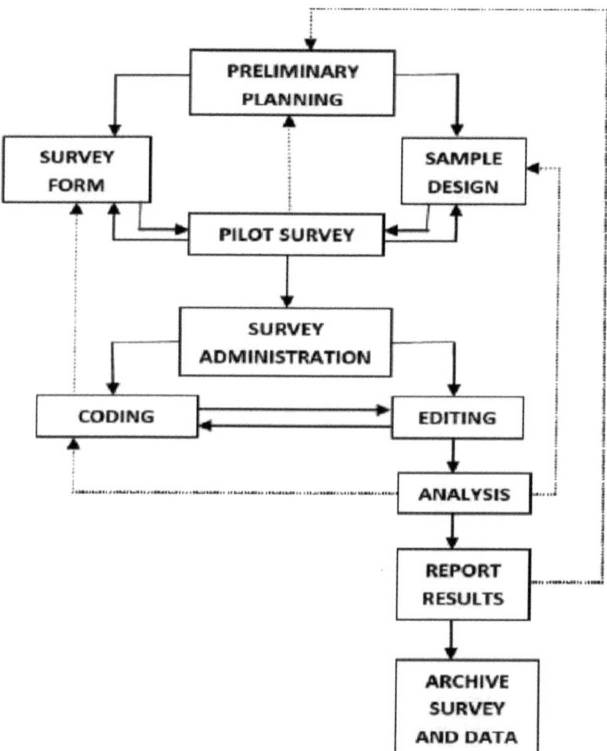

Figura 6: Abordagem orientada para o sistema

3.5. Ambiente e participantes

Este estudo procurou obter uma imagem fiel da população real de consumidores de metadona na Maurícia através de uma amostragem aleatória em cada um dos cinco hospitais regionais. Para o efeito, foram afixadas nas clínicas uma folha informativa e um aviso de recrutamento, para que os indivíduos interessados pudessem manifestar o seu interesse em participar. O cenário deste estudo foi uma sala tranquila no mesmo hospital onde os participantes tinham recebido metadona. Os participantes também foram autorizados a levar o questionário para casa e a devolvê-lo ao investigador por correio num envelope selado e carimbado.

3.6. Instrumento

O instrumento utilizado neste estudo foi um questionário de dez páginas, composto por oito secções, desenvolvido com base numa extensa revisão da literatura de publicações relevantes sobre a cessação tabágica, a saúde mental e os cuidados de saúde primários. O formulário de autópsia, derivado principalmente do Global Adult Tobacco Survey Tool e do Fagerström Nicotine Dependence Score, foi traduzido para a língua nativa Kréole Morisien - esta tradução envolveu processos meticulosos de tradução concetual, semântica do conteúdo, técnica e retroversão por revisores independentes e foi testada com satisfação junto de dez participantes selecionados aleatoriamente (ver Winfree *et al.* 2013, pp. 274-278). Foram feitos ajustamentos para o tornar mais fácil de utilizar. As pessoas que participaram no estudo-piloto não foram incluídas no estudo principal para evitar enviesamentos (Winfree *et al.* 2013). A maioria das perguntas do questionário eram perguntas fechadas a que os participantes deviam responder utilizando uma escala de Likert de cinco pontos (Matell e Jaccoby 1972, pp. 506-509). Algumas das perguntas foram formuladas como listas de controlo e incluíam uma opção "outro", em que os inquiridos podiam assinalar tudo o que se aplicava. Para as restantes perguntas, os inquiridos tinham de preencher as lacunas com uma resposta adequada. As respostas foram classificadas numa escala de Likert de cinco pontos, de um para o mais negativo a cinco para o mais positivo.

3.7. Procedimento

A recolha de dados decorreu durante doze dias consecutivos, tendo o investigador estado presente em cada um dos hospitais regionais, de manhã e à tarde, durante três dias. Durante este período, o investigador distribuiu os envelopes, interceptou, motivou e recrutou os participantes. Todos os voluntários receberam a folha de informação anexa sobre a investigação e foram informados sobre a sua participação no estudo. Foi-lhes pedido o seu consentimento para participarem voluntariamente. Os formulários de consentimento são guardados numa caixa pessoal separada, fechada à chave, e só o investigador tem a chave de acesso aos formulários. Para proteger a confidencialidade dos participantes, os questionários propriamente ditos continham apenas um número de índice e não foram introduzidas quaisquer informações pessoais, como nomes ou números de bilhetes de identidade.

3.8. Seleção dos participantes

Os participantes foram selecionados aleatoriamente. O tamanho da amostra para o estudo foi calculado em 400. A população-alvo deste estudo era constituída por utilizadores de metadona e o número total de utilizadores de metadona registados nas Maurícias era de 6000 (Finette, 2013,) (PATAODU, 2010). A fórmula encontrada em Israel (2013, pp. 1-5) para calcular a dimensão de uma amostra representativa é a seguinte

$$n_0 = \frac{Z^2 pq}{e^2}$$

Equação 1: Fórmula para calcular a dimensão da amostra em Israel

[2]Em que n_0 era a dimensão da amostra, *Z* era a abcissa da curva normal truncando uma área *α* nas extremidades *(1 - α)* correspondente ao nível de confiança pretendido (95% neste estudo), *e* era o nível de precisão pretendido, *p* era a proporção estimada de um atributo presente na população e *q* era calculado como *1-p*. As tabelas estatísticas que contêm a área sob a curva foram utilizadas para obter o valor Z.

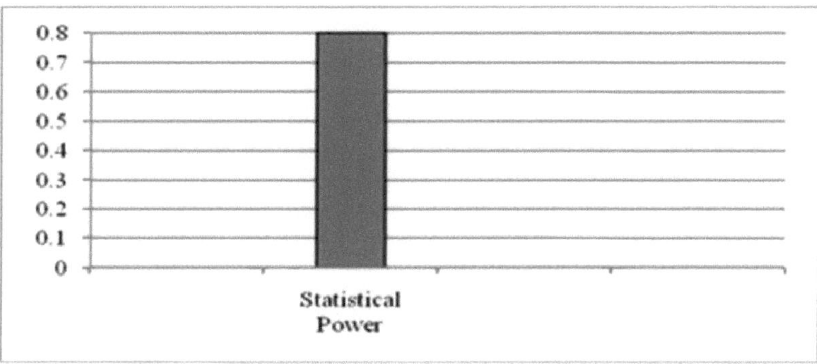

Figura 7: Significância estatística para a Fase I; inquérito transversal

3.9. Critérios de inclusão

Os utilizadores registados de metadona que estejam em tratamento há pelo menos seis meses são elegíveis para participar neste estudo. Os utilizadores de metadona que não aderem ao tratamento e as pessoas com doenças que possam afetar a validade das suas respostas (por exemplo, depressão, doenças psiquiátricas) são excluídos do estudo. A dimensão da amostra representativa deste estudo foi de 400 pessoas, cada uma das quais teve de preencher o questionário.

3.10. Análise de dados

A análise dos dados foi efectuada com recurso ao STATA, um pacote de software estatístico adequado para utilização nas ciências sociais (Acock 2012). Tem a capacidade de analisar dados para produzir simulações e resultados desejados através de todas as ferramentas estatísticas sumárias, descritivas e inferenciais (Acock 2012). As estatísticas descritivas correspondentes, tais como médias, valores

São utilizadas variâncias, proporções e percentagens para descrever os resultados do estudo. A estatística do qui-quadrado para comparar as variâncias e a estatística do teste T para comparar as médias também são utilizadas para testar eventuais diferenças significativas na cessação do tabagismo.

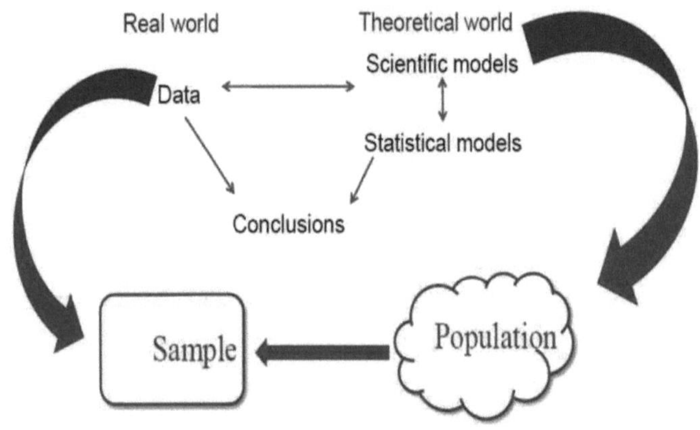

Figura 8: Ilustração da amostragem

3.11. Fiabilidade

A fiabilidade da consistência interna das subescalas do instrumento foi determinada através do cálculo de uma série de alfas de Cronbach (Anil, 2012, pp. 89-95). A fiabilidade da estabilidade do instrumento foi testada utilizando um método de teste-reteste numa pequena amostra aleatória de dez participantes que foram excluídos da amostra principal do presente estudo. Foi-lhes dada uma cópia do instrumento para preencherem, juntamente com informações sobre o objetivo do estudo. Não foi fornecido qualquer incentivo. Após um intervalo de uma semana, que incluiu um fim de semana, foi novamente preenchida uma segunda cópia do instrumento. Os resultados da primeira e da segunda resposta ao instrumento foram então comparados e utilizados para calcular a fiabilidade da estabilidade. Foi calculado o coeficiente de fiabilidade da estabilidade para a subescala "fase de mudança" e para a subescala "expetativa de eficácia".

O coeficiente de fiabilidade global do instrumento foi de 0,71. Quanto ao alfa de Cronbach, as subescalas do instrumento apresentaram coeficientes de consistência interna que variaram entre 0,78 para a subescala 4R (aversão, revolta, resignação e retaliação) e 0,88 para a subescala expectativas de resultados.

3.12. Procedimentos éticos de segurança

Os princípios aplicados nesta investigação ética estão em conformidade com a Declaração de Helsínquia revista (OMS 2000; online), a proteção dos direitos humanos e a beneficência (Código de Nuremberga de 1949). Todas as partes interessadas tinham à sua disposição uma folha de informação completa sobre a investigação e um formulário de consentimento, e o investigador forneceu informações sempre que necessário. Os participantes eram livres de escolher se queriam ou não participar no estudo, sem serem forçados a fazê-lo. A participação neste estudo não tem efeitos adversos para eles. É garantido o anonimato total para que nenhum dos voluntários possa ser identificado.

O autor respeita os princípios da honestidade científica, ou seja, a publicação de resultados verdadeiros e a prevenção de preconceitos.

3.13. Intervenção de aconselhamento adicional vs. tratamento padrão (fase dois)

Após a fase inicial de distribuição dos questionários, o investigador participou no aconselhamento psicológico de um grupo de participantes e organizou a sua participação numa terapia motivacional psicológica uma vez por semana, enquanto outro grupo recebeu apenas o tratamento padrão, ou seja, doses de manutenção de metadona.

Detalhes na figura seguinte. Dois grupos comparáveis com 150 participantes cada no início. Foi efectuada uma avaliação após a intervenção.

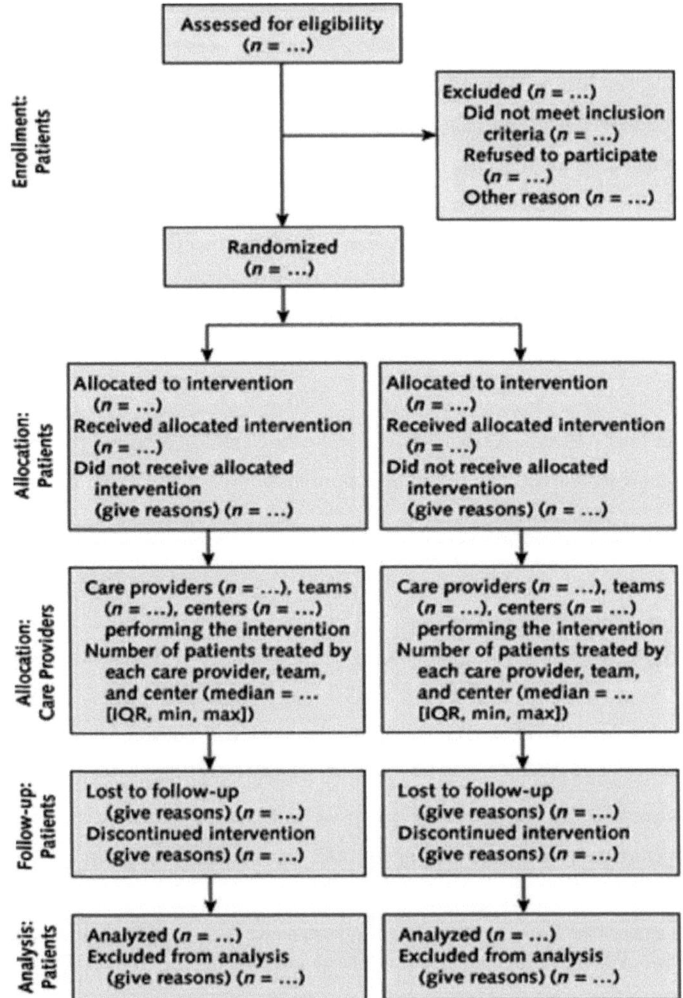

Figura 9: Atribuição de grupos SC vs. +MET

CAPÍTULO 4 RESULTADOS

4.1. Introdução

Este capítulo apresenta os pormenores das conclusões que emergiram dos dados recolhidos através de inquéritos por questionário nas fases um e dois. Os resultados são apresentados e discutidos em pormenor.

4.2. Caraterísticas demográficas

Os participantes no presente estudo foram selecionados a partir da população real de consumidores de metadona na Maurícia que estavam a receber tratamento em cada um dos cinco hospitais regionais. Os participantes foram considerados elegíveis se estivessem a receber farmacoterapia com metadona e fumassem pelo menos cinco cigarros por dia no momento da inscrição. Uma amostra representativa de 400 toxicodependentes recebeu um questionário para preencher, partindo do princípio de que um número razoável poderia ser inutilizado.

Um total de 265 participantes (homens e mulheres) devolveram os formulários da primeira fase. Quando os questionários preenchidos foram verificados, 37 questionários foram desqualificados pelas seguintes razões:

Number of invalid questionnaires	Reasons
7	discharge from the unit for non-compliance issues
23	reported irregular treatment and non-daily compliance as follows discharged against medical advice
1	falsifier data detected in form non-methadone user status
6	severe psychiatric impairment

Quadro 2: Questionários invalidados

Comparações de dados demográficos, tabagismo e consumo de drogas na amostra final de

265 e 37 não diplomados não apresentam diferenças estatísticas significativas. A análise mostra que 21% eram casados. A idade mínima dos participantes era de 18 anos e a idade máxima era de

52 anos. A idade média dos participantes no estudo foi de 38,7 anos, com um desvio padrão de

4.8 Apenas 4 % dos participantes tinham um nível de escolaridade superior ao ensino secundário.

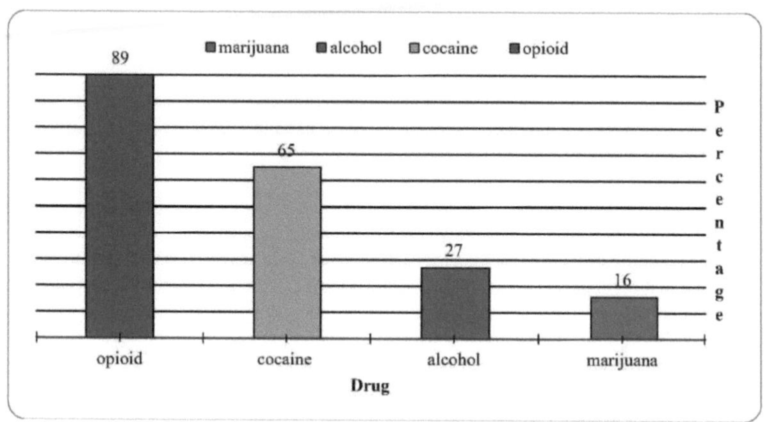

Figura 10: Historial de consumo de drogas dos participantes

Os diagnósticos primários do DSM-V para abuso/dependência de substâncias no mês anterior incluíam 16% de consumidores de marijuana, 27% de consumidores de álcool, 65% de consumidores de cocaína e 89% de consumidores de opiáceos. Outras caraterísticas do consumo de droga na amostra incluíam uma média de 7,1 (DP = 4,8) anos de consumo regular de heroína e 5,4 (DP = 2,9) anos de consumo regular de cocaína. Vinte e quatro por cento dos participantes eram consumidores de drogas intravenosas durante toda a vida e 79% da amostra tinha recebido tratamento para a toxicodependência durante a sua vida. A dose mínima de metadona tomada pelos participantes foi de 30 mg/dia, enquanto a dose máxima foi de 100 mg/dia. A dose média tomada pelos participantes foi de 65,2 mg/dia, com um desvio padrão de 18.

Os participantes fumam, em média, há 12 anos, com um desvio-padrão de 6,2, enquanto o número médio de cigarros fumados por ano é de 13,4, com um desvio-padrão de 7,6. O valor médio da medição da nicotina utilizando o questionário integrado de tolerância de Fagerström, que varia entre 0 e 11, é de 7,0 com um desvio-padrão de 1,8, o que indica uma forte dependência da nicotina. O quadro 4.2 apresenta outras caraterísticas do tabagismo da amostra.

Quadro 4.1: Caraterísticas do tabagismo no início do estudo

Measures	**M**	**SD**
Cigarettes per day (#)	13.4	7.6
Age first smoked (years)	13.7	3.5
Age smoked regularly (years)	16.3	1.4
Fangerstrom TQ score (0 - 11)	7.0	1.8
Tolerances DS (0 - 10)	7.2	2.3

A afiliação com as fases de cessação tabágica foi de 56% (n = 148) na fase de pré-contemplação, 38% (n = 101) na fase de contemplação e 6% (n = 16) na fase de preparação. Devido ao baixo número de participantes na fase de preparação, as fases de contemplação e preparação foram combinadas de modo a criar uma comparação entre os grupos MET e SC para a segunda fase, que inclui contemplação e preparação.

4.3. Modelo transteórico

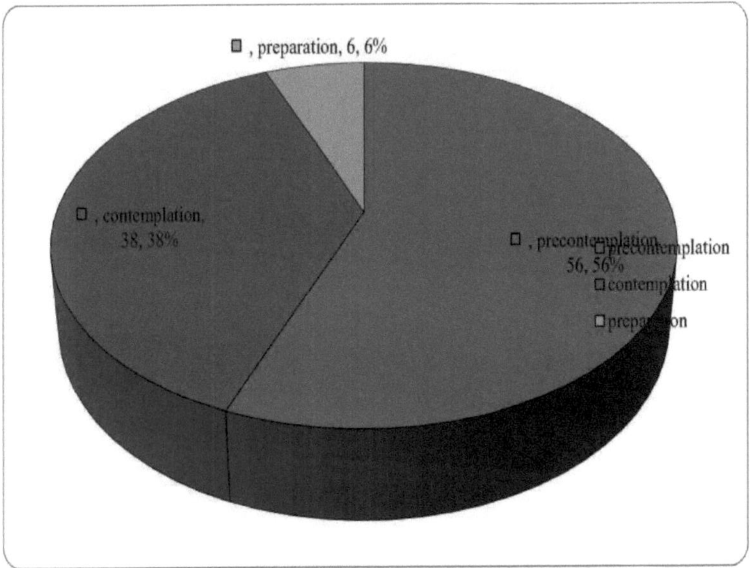

Figura 11: Fases da adesão à saída

Perguntas sobre a fase de mudança do tabagismo: Este sistema de classificação categórica foi utilizado na avaliação da fase de mudança do tabagismo e serviu para classificar a fase de mudança anterior à resposta ao tabagismo. O diagrama seguinte ilustra a

modelo transteórico de mudança:

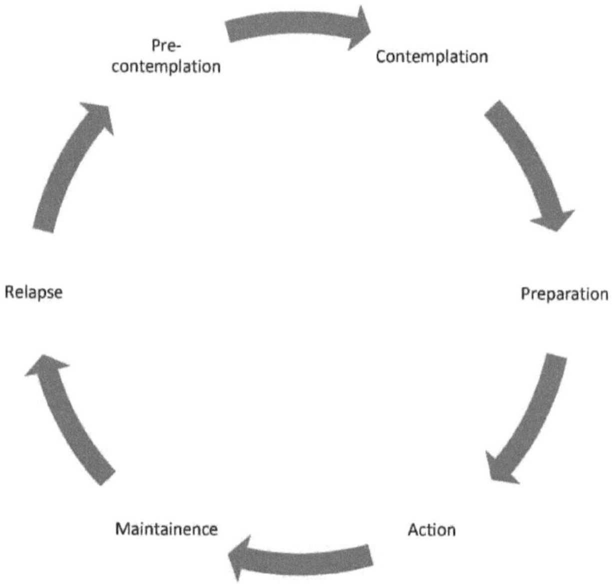

Figura 12: Modelo transteórico - seis fases

O algoritmo inclui perguntas sobre o comportamento tabágico passado e atual e foi adaptado para a cessação tabágica no presente estudo. As perguntas do algoritmo são as seguintes: 1) Fumou tabaco todos os dias no passado? (Eski ou ti fime cigarette tout les jour dans le passé)(sim/não); 2). Tentou deixar de fumar nos últimos doze meses? (Pendant douze dernier mois eskiou fine rode aretter) (sim/não); 3) Consultou um profissional de saúde ou outro prestador de cuidados de saúde nos últimos doze meses? (Eski to ti alle gette ene

médico) (sim/não). As respostas a estes itens são utilizadas para determinar as fases de pré-contemplação, contemplação e preparação para deixar de fumar (ver DiClemente *et al.,* 1991, pp. 295-304; Prochaska et al., 2000, pp. 289-313). O algoritmo utilizado para a fase do tabagismo revelou-se robusto e reprodutível, nomeadamente em amostras da população e em pessoas que não sentiam uma forte pressão (DiClemente & Prochaska, 1998). Foram demonstradas diferenças entre as fases relativamente a muitas variáveis, incluindo caraterísticas demográficas, actividades de mudança, processos de mudança e auto-eficácia (Prochaska & DiClemente, 1991, pp. 295-304). A escala dos Processos de Mudança mede os dez processos identificados no Modelo Transteórico com dois itens por processo. A escala tem mostrado fiabilidade aceitável (o coeficiente alfa varia entre 0,62 e 0,92 para as dez subescalas, com oito escalas estimadas em 0,80 ou mais;

(Prochaska, Velicer, DiClemente, & Fava, 1988). Os participantes indicam, numa escala de Likert, a frequência com que cada uma destas actividades ou acontecimentos ocorreu no último mês. A partir destes itens, podem ser calculadas duas subescalas de segunda ordem: a escala da experiência e a escala do comportamento (Prochaska *et al.*, 1986).

4.4. Desempenho estatístico

A dimensão final da amostra do estudo foi de 265, menos do que a dimensão prevista de 400. Devido a esta diferença entre as dimensões da amostra planeada e final, o poder estatístico deste estudo para detetar diferenças entre grupos foi baixo. Foi utilizado um teste não paramétrico, o qui-quadrado, para determinar o número necessário de parâmetros com um tamanho de efeito médio (w = 0,30) para uma redução de 50% no tabagismo (ou seja, cigarros por dia). Para o efeito, foi primeiro criada uma tabela de contingência bidimensional. Devido à eficácia comprovada da MET noutros grupos de toxicodependentes e ao seu potencial de eficácia combinado com o tratamento intensivo da toxicodependência, assumiu-se um tamanho de efeito médio. Para uma significância estatística de 0,80 e um nível alfa de 0,05, são necessários cerca de 400 casos (Cohen, 1992; Cohen, 1988). Um acompanhamento estimativa hoc do desempenho com 187 participantes, um nível alfa de 0,05 e um tamanho médio do efeito de

(w = 0,30) para uma redução de 50% do consumo de tabaco (ou seja, 0,58 cigarros por dia). Para um tamanho de efeito mais pequeno

(w = 0,20) com 152 participantes e um alfa de 0,05, a significância é reduzida para 0,30 (uma estimativa de

a correlação entre duas amostras).

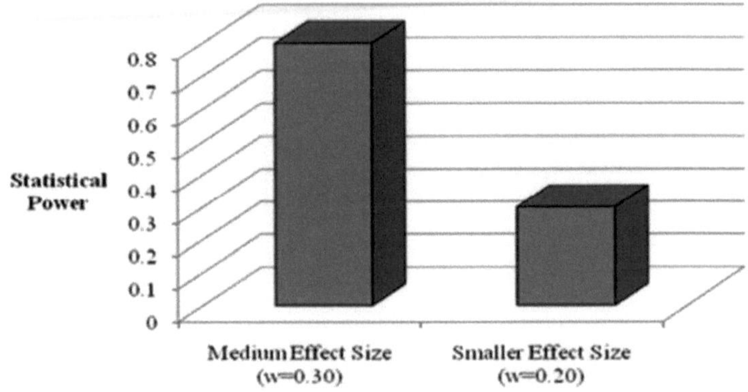

Figura 13: Poder estatístico para o tamanho do efeito

4.5. Análise de dados

Os dados do questionário de auto-relato do tabagismo foram utilizados para calcular uma medida dicotómica da redução do tabagismo (redução de 50% vs. não redução de 50%) desde a linha de base até à intervenção pós-MET. Foi também criada uma variável dicotómica para representar o aumento do tabagismo (aumento vs. não aumento). Os participantes comunicaram o número de cigarros que fumavam por dia na linha de base em dois questionários: a subescala da história do tabagismo, que foi preenchida duas vezes no espaço de uma semana (sem acesso ao primeiro questionário preenchido). Em alguns casos, os valores comunicados nas duas medições não coincidiam. Foi utilizada uma pontuação de tabagismo de base ajustada, que incluía a mais elevada das duas pontuações. Do mesmo modo, o tabagismo auto-relatado no seguimento foi avaliado utilizando dados extraídos dos relatórios dos participantes. Os valores foram registados durante as oito semanas de participação no estudo e foi calculada uma média de cigarros fumados.

por dia após o tratamento (sessões MET completas) (quinta semana) foi calculado. Esse valor foi comparado com o questionário preenchido duas vezes, e o valor mais alto foi usado para as análises. Como a distribuição de cigarros era positivamente inclinada, com grupos de 10 e 20, foi efectuada uma transformação quadrática da distância para estabelecer a normalidade. As pontuações de mudança para os cigarros auto-relatados foram calculadas subtraindo as pontuações de acompanhamento das pontuações de base. Estas pontuações de mudança foram incluídas nos procedimentos de análise de dados como uma medida descritiva adicional do tabagismo ao longo do tempo e para corrigir as diferenças entre as pontuações da linha de base, quando necessário.

O número médio de cigarros por dia auto-relatados na linha de base para a amostra final foi de 9,7 com um desvio padrão de 5,8. Os participantes relataram inicialmente uma média de 11,4 cigarros por dia (DP = 7,6). Em média, os doentes referiram ter reduzido o seu consumo de tabaco numa média de 6,2 (DP = 11,3) cigarros por dia durante o período de estudo. Nenhum dos participantes referiu ter deixado de fumar durante o estudo e não foram efectuadas medições biológicas para confirmar a abstinência tabágica. Desde a linha de base até ao acompanhamento, quarenta e um por cento dos participantes na amostra final relataram uma redução de 50% no consumo de tabaco, enquanto vinte e seis por cento dos participantes relataram um aumento do consumo de tabaco.

4.6. Equivalência de grupos

Foram efectuadas comparações iniciais de dados sócio-demográficos, dependência da nicotina, consumo de drogas e dados psiquiátricos para 15 variáveis entre as duas condições: Motivational Enhancement (MET) e Standard Treatment (SC). Foram aplicados dois testes às variáveis para testar a significância das diferenças em 15 variáveis devido às diferentes condições. A escolha do teste foi entre o teste do qui-quadrado e o teste t de Student, com base no tipo de dados. O tipo de medida (nominal ou não-nominal) e o tipo de dados (contínuos ou categóricos) são

para a seleção do teste adequado. A taxa de erro de tipo I foi definida para estas comparações

a 0,05.

Os resultados da comparação apresentados no quadro seguinte mostram que não existem diferenças entre os grupos em termos de idade, estado civil, atividade profissional e educação. Também não se registaram diferenças significativas entre os grupos em termos de educação e emprego. O número de mulheres no grupo do MET era de 17, enquanto no grupo do SC era de 14. Além disso, a média de educação no grupo do MET era de 10,2 anos, enquanto no grupo do SC era de 11,3 anos.

Variables	MET Mean (SD)%	SC Mean (SD)%	P-value
Age (years)	29.0 (4.8)	30.4 (4.9)	0.2 64
Ethnicity (optional)			0.0 44
Male	77%	94%	
Female	23%	6%	
Employment	97%	94%	0.6 12
Education (years)	10.2(1.6)	11.3(1.5)	0.0 06
Age smoking initiation (years)	14.0(3.3)	13.5(3.6)	0.6 11
Cigarettes/day	9.7(12.0)	11.3(9.2)	0.0 32
Length of smoking (years)	3.8(6.6)	4.7(5.8)	0.3 48
Stage of change for quitting Precontemplation	63%	49%	0.2 36
Methadone dose (mg)	48.8 (12.5)	48.7 (8.9)	0.9 89

Quadro 4: Comparação dos grupos de tratamento na situação inicial

A diferença entre o estádio de mudança, a dependência da nicotina e a quantidade de tabaco no início do estudo não diferiu entre os dois grupos. O valor médio do número de cigarros fumados por dia, auto-relatado, foi de 9,7 no grupo MET, sendo assim significativamente mais elevado do que no grupo SC, com 11,3.

O diagnóstico de abuso de substâncias entre os dois grupos não foi significativo. A diferença no diagnóstico de alcoolismo no último mês entre os grupos MET e SC foi significativa, de tal forma que havia 7 participantes com um diagnóstico de abuso de álcool no grupo SC, enquanto não havia nenhum no grupo MET. Não se registaram diferenças entre os grupos nas medidas de comorbilidade psiquiátrica. De seguida, apresentam-se os gráficos de barras que representam as diferenças significativas.

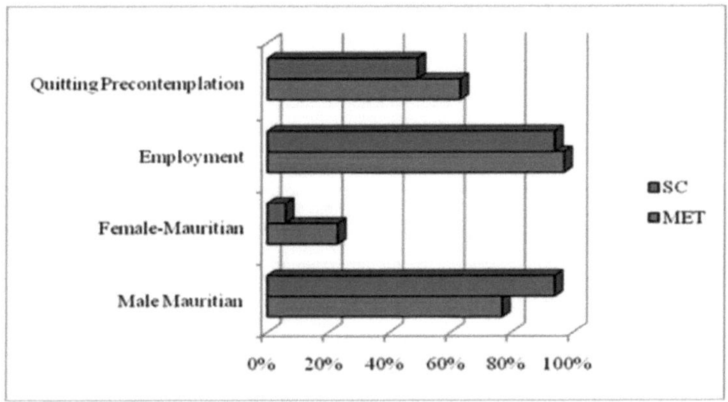

Figura 14: Percentagem para diferentes variáveis em dois grupos

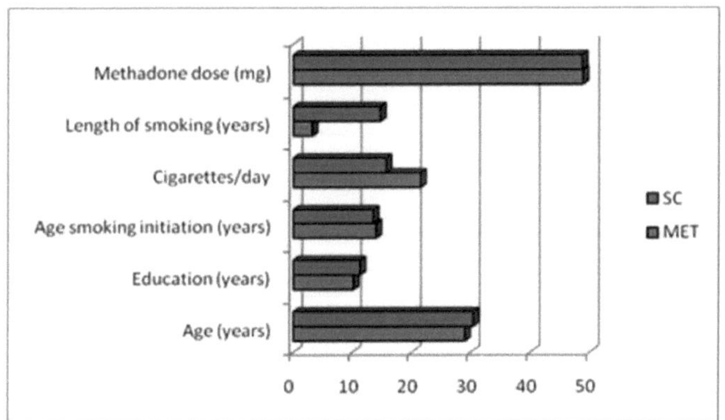

Figura 15: Valores de diferentes variáveis em dois grupos

Foram efectuadas comparações entre participantes masculinos e femininos para determinar os possíveis efeitos do género na análise primária. Os participantes do sexo masculino começaram a fumar e a fumar diariamente numa idade mais jovem e tinham níveis de tabagismo significativamente mais elevados do que os participantes do sexo feminino. Os participantes do sexo masculino também eram mais susceptíveis de sofrer de perturbações relacionadas com o consumo de substâncias, nomeadamente dependência de álcool e de sedativos, em comparação com as participantes do sexo feminino. Devido a estas diferenças potencialmente susceptíveis de confundir, a análise primária teve de ser realizada separadamente para os participantes que tinham concluído o MET.

4.7. Tabagismo auto-declarado

A diferença entre os dois grupos (MET vs. SC) em termos de auto-relato de cessação do tabagismo foi testada utilizando o qui-quadrado para a medida dicotómica de auto-relato de cessação do tabagismo; o resultado é apresentado na Tabela 5. Para a diferença na autoavaliação de cigarros por dia no seguimento, por covariável de base, entre os dois grupos, foi utilizada uma ANOVA unidirecional, cujos resultados são apresentados abaixo.

Quadro 5: Resultados do teste do qui-quadrado

	Value	df	Asymp. Sig. (2-sided)
Pearson Chi-Square	52.000[a]	264	0.332
Likelihood Ratio	56.194	264	0.017
Linear-by-Linear Association	3.171	1	0.161
No of Valid Cases	265		

a. 126 células (100,0%) têm um número esperado inferior a 5. O número mínimo esperado é 0,48.

Quadro 6: Resultados do teste ANOVA unidirecional

	Sum of Squares	df	Mean Square	F	Sig.
Between Groups	0.131	1	0.159	1.8	0.201
Within Groups	6.122	264	0.089		
Total	6.325	265			

A análise do qui-quadrado não revelou diferenças entre os grupos no que se refere à redução do tabagismo declarada pelos próprios.

A análise do qui-quadrado também não mostrou diferenças entre o MET e o SC na medida dicotómica do aumento do tabagismo auto-relatado. Os resultados da ANOVA unidirecional não revelaram qualquer diferença significativa entre o MET e o SC em termos de cigarros por dia auto-relatados no seguimento, depois de os valores de base terem sido co-variados.

CAPÍTULO 5: DISCUSSÃO, CONCLUSÃO E RECOMENDAÇÕES

5.1. Visão geral

Este estudo tem como principal objetivo investigar se as práticas de saúde actuais na Maurícia são adequadas para a cessação do tabagismo nesta comunidade. Os resultados sugerem que a MET não fez grande diferença na cessação ou redução do tabagismo na amostra em comparação com os cuidados padrão. De facto, nenhum dos participantes no estudo deixou completamente de fumar e apenas alguns apresentaram uma redução no seguimento de cinco semanas (2% a 4%). Embora a intervenção tenha sido adaptada à fase de cessação do tabagismo e cuidadosamente aplicada, não foi suficientemente eficaz para abordar todas as barreiras à cessação do tabagismo identificadas neste grupo. É de notar que pode haver efeitos MET da intervenção, mas estes não foram detectáveis devido ao baixo poder estatístico e ao menor número de participantes que completaram o estudo do que o inicialmente previsto. Além disso, os fumadores que não receberam todo o tratamento MET não beneficiaram de toda a intervenção psicológica para deixar de fumar. Sellman (2001, p. 62) e muitos outros sublinharam que eram necessários mais de seis meses de intervenções muito intensivas para se obter um benefício.

5.2. Terapia de reforço motivacional

O MET provou ser praticável como uma terapia individual autónoma em contextos tradicionais (Linda e Burke 2009, pp. 1232-1245). Os seguintes componentes do MET demonstraram ser particularmente eficazes:

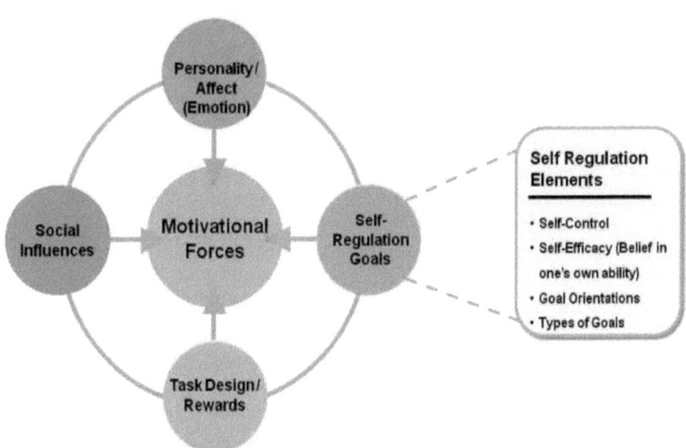

Figura 16: Terapia de reforço motivacional - mapa de regulação

É flexível, adaptável, breve e empiricamente comprovada noutros grupos populacionais e noutros contextos. Um potencial ponto fraco do conteúdo da intervenção MET utilizada no presente estudo é a falta de ênfase na importância de mudar o comportamento tabágico num período de tempo extremamente curto. Embora as sessões se centrassem em variáveis motivacionais, feedback pessoal, planos de mudança de comportamento e auto-eficácia, a perceção da importância da cessação tabágica pode ter sido negligenciada. Em menor grau, a perceção da importância da mudança parece desempenhar um papel na passagem das fases iniciais de prontidão para as fases posteriores. Se o comportamento a mudar não for considerado muito importante pelo cliente, é provável que a vontade de mudar seja baixa e pode ser difícil criar confiança (Rollnick, Mason, & Butler, 1999, pp. 743-754). A importância de deixar de fumar não foi classificada, mas pode deduzir-se que a cessação do tabagismo era uma prioridade baixa na lista de mudanças a alcançar.

Outro elemento em falta na intervenção MET do presente estudo foi a exploração das várias razões pelas quais tantos participantes se encontravam na fase de pré-contemplação da cessação tabágica. Os "quatro Rs": relutância, rebelião, resignação e racionalização não foram avaliados objetivamente. Os pré-contempladores relutantes não querem considerar a possibilidade de mudança; os pré-contempladores rebeldes resistem a que lhes digam o que fazer e estão empenhados no comportamento problemático; os pré-contempladores resignados têm falta de energia e de investimento e, normalmente, já desistiram; os pré-contempladores racionalizadores inventaram razões para o facto de o tabaco não ser um problema para eles (DiClemente, 1991, pp. 295-304).

As estratégias motivacionais podem ser mais eficazes com os pré-contemplativos se forem adequadamente consideradas e direcionadas, na medida em que a mudança depende do desenvolvimento da motivação. É provável que os terapeutas tenham subestimado a ambivalência, julgado mal o raciocínio pré-contemplativo e não tenham sido capazes de suscitar o empenhamento na mudança, uma vez que não se registaram tentativas significativas de abandono ou de cessação.

5.3. Considerações sobre o MET

A utilização da MET e da intervenção motivacional (IM) para a cessação e redução do tabagismo deve ser considerada no contexto da sua utilização original como tratamento da dependência. Uma análise da literatura recentemente publicada sobre a MET e a IM indica que a eficácia do tratamento é mais favorável para os indivíduos dependentes do álcool. Por exemplo, Kelly, Halford e Young (2000, pp. 1537-1539) examinaram a eficácia da entrevista motivacional com mulheres com abuso de álcool e problemas conjugais. As mulheres foram distribuídas aleatoriamente por um tratamento imediato, que consistia em sessões semanais de uma hora de entrevista motivacional durante um período de seis semanas (n=l6), ou por um controlo em lista de espera (n=16). As mulheres tinham, em média, 42,8 anos de idade, 11,2 anos de escolaridade, consumiam uma média de seis bebidas alcoólicas por dia e foram classificadas como tendo um nível baixo de dependência do álcool. No seguimento de 1 mês, o grupo do IM consumiu menos
álcool do que o grupo de controlo (M = 1,92 vs. 5,34 bebidas/dia). O grupo de controlo recebeu o mesmo tratamento de IM, e os dois grupos foram combinados para avaliar os efeitos pré-pós do tratamento.
Foram encontradas diferenças significativas entre os valores do consumo de álcool antes

do tratamento e os valores após o tratamento, após seis e após doze meses. Foi colocada a hipótese de que a IM é um tratamento eficaz para este grupo. No entanto, os autores chamam a atenção para o facto de os seus resultados poderem não ser generalizáveis a mulheres com problemas de alcoolismo mais graves, com problemas conjugais importantes ou com um estatuto socioeconómico mais baixo.

Outro estudo examinou o tratamento breve de IM para reduzir o consumo de álcool e o tabagismo em adolescentes mais velhos internados num centro de desintoxicação (Monti *et* al., 1999, pp. 989-994). Os resultados mostraram que, ao fim de três e seis meses, o grupo do tratamento de IM tinha significativamente menos incidentes de condução sob o efeito do álcool, infracções rodoviárias, lesões relacionadas com o álcool e problemas relacionados com o álcool do que o grupo de controlo de cuidados padrão. Ambos os grupos reduziram significativamente o seu consumo de álcool, mas houve pouca diferença no consumo de tabaco entre os grupos. Os autores concluem que a IM breve direcionada para as consequências nocivas do consumo de álcool é uma intervenção eficaz para reduzir os danos e o consumo de risco em adolescentes mais velhos. No entanto, podem ser necessárias sessões de reciclagem ou uma intervenção mais intensiva para conseguir uma redução diferencial no consumo de álcool (Monti *et al.,* 1999).

Os estudos realizados até à data mostram que a MET e a IM são relativamente eficazes na redução dos danos causados pelo consumo de álcool em populações selecionadas de mulheres e adolescentes. Um estudo-piloto anterior também mostrou potenciais benefícios para as grávidas consumidoras de álcool que receberam MI (O'Connor e Whaley 2007, pp. 252-258). No tratamento do tabagismo, o reforço motivacional não é tão bem sucedido em comparação com os toxicodependentes primários de álcool. As diferenças entre o abuso de álcool e o consumo de cigarros devem ser consideradas à luz desta discrepância. É possível que a natureza da dependência e as suas consequências (por exemplo, o funcionamento social) sejam importantes para a aplicação da MET, tendo em conta a ênfase na disponibilidade para a mudança e o feedback sobre o comportamento. O tabagismo é uma rede complexa de factores pessoais e sociais
e para que a MET seja bem sucedida, os objectivos dos doentes devem ser realistas e basear-se nos seus recursos para a mudança. Dado o tempo muito limitado disponível para a mudança dos participantes no presente estudo, a MET pode não ter sido a estratégia de intervenção ideal. Do mesmo modo, o reforço da motivação pode não ser tão eficaz para a cessação tabágica em geral ou para populações com outros problemas graves e complicados.

5.4. Fases da mudança

O presente estudo teve a vantagem de avaliar a motivação para deixar de fumar utilizando o modelo transteórico. O paradigma das fases de mudança capta com precisão a baixa motivação da amostra e ajuda a explicar a incapacidade de mudar de comportamento. A distribuição das fases na linha de base e no seguimento foi menos favorável do que numa amostra anteriormente estudada de mulheres grávidas com baixos rendimentos e culturalmente diversas (Ruggiero *et* al., 2000, pp. 239-51). O grupo descrito por Ruggiero *et al.* (2000) avançou mais na fase contínua da cessação tabágica (39% de pré-contemplação, 37% de contemplação e 24% de preparação); no entanto, a sua amostra não se debatia com problemas de abuso de substâncias ilícitas.

Esta comparação é mais uma prova dos padrões persistentes de tabagismo da atual amostra de dependentes de drogas.

Os resultados do estudo sugerem que a fase inicial de mudança para a cessação do tabagismo previu a mudança no comportamento tabágico. No seguimento de cinco semanas, não se registaram diferenças significativas entre os grupos de pré-contemplação e de contemplação nas medidas de tabagismo (cigarros por dia). A baixa variabilidade da autoavaliação pode ter contribuído para a ausência de diferenças entre os grupos em termos de alteração do comportamento tabágico. Também foi difícil discernir o papel da fase na previsão do resultado no presente estudo, uma vez que a percentagem de pré-contempladores na linha de base era elevada. Os pré-contempladores do presente estudo podem representar um grupo constitucionalmente diverso de indivíduos resistentes.
Fumadores que também são referidos como "indecisos" e que não têm planos concretos para deixar de fumar (Dijkstra, Bakker, & De-Vries, 1997, pp. 327-337). Como já foi referido, não se sabe se os pré-contemplativos deste estudo eram relutantes, rebeldes, resignados, racionalizadores ou uma combinação destes factores. Além disso, cerca de metade da amostra estava em pré-contemplação no controlo de 5 semanas (47%), com pouca diferença entre o MET e o SC em termos de distribuição de fases.

Uma vez que os participantes no estudo iniciaram inicialmente o tratamento da sua toxicodependência, parecem estar mais dispostos a mudar o seu comportamento de consumo de drogas do que o seu comportamento de fumador. No entanto, não foi avaliada a fase de início do tratamento da toxicodependência e apenas foi medida a fase de mudança da cessação do tabagismo, o que pode diferir do algoritmo para a fase de mudança do tabagismo. É provável que os fumadores de metadona que recebem tratamento para a toxicodependência e a dependência da nicotina dêem prioridade à abstinência da droga em detrimento da resolução dos vários problemas psicossociais, médicos, familiares, jurídicos e psiquiátricos. Como o consumo de tabaco é legal e socialmente aceite num contexto de tratamento da toxicodependência, a alteração deste comportamento de risco para a saúde não constitui uma prioridade imediata. Stotts *et al.* Grabowski (2001, pp. 858-862) verificaram que os pacientes que tinham maior motivação para mudar os seus problemas com o álcool tendiam a mostrar menor motivação para mudar os seus hábitos tabágicos, ao passo que os pacientes com menor motivação para mudar os seus problemas com o álcool mostravam maior motivação para deixar de fumar. Estes investigadores concluíram que é necessária mais investigação para compreender o que acontece quando os doentes são tratados simultaneamente para problemas de álcool e de nicotina.

De acordo com DiClemente *et al* (1991), o movimento prematuro ao longo do continuum pode ser prejudicial se as funções das fases anteriores não forem completadas. É pouco provável que os pré-contempladores beneficiem de intervenções destinadas a levá-los a agir. No entanto, levá-las a considerar a possibilidade de deixar de fumar e sensibilizá-las para os efeitos nocivos do tabagismo durante a gravidez (por exemplo, através de feedback personalizado) pode ter benefícios a longo prazo. O MET parece ter atingido o seu objetivo de fazer avançar as pessoas ao longo da fase contínua e reduzir o número de fumadores.
sensibilizar para o tabagismo e, em última análise, encorajar as mulheres a tornarem-se fumadoras activas no futuro. Dijkstra e colegas (2000, pp. 425-434) sugerem que os objectivos para as mulheres fumadoras que já estão a pensar em deixar de fumar não devem incluir a cessação do tabagismo, mas sim uma transição de fase positiva. Para

um grupo persistente de fumadores, como os fumadores de metadona, a transição da pré-contemplação para a contemplação é uma conquista significativa.

5.5. Processos de mudança

Em geral, a investigação demonstrou que as tentativas bem sucedidas de deixar de fumar estão associadas à utilização de processos experienciais em vez de comportamentais nas fases de pensamento e preparação, e à utilização de processos comportamentais em vez de experienciais e comportamentais na fase de ação (Perz *et al.,* 1996, pp. 462-468). Em geral, os fumadores que deixam de fumar espontaneamente não parecem envolver-se em actividades de coping tipicamente associadas à sua fase de mudança. Por exemplo, os fumadores na fase de mudança relataram menos actividades de coping experiencial (Ruggiero *et al.*, 2000; Stotts *et al.,* 1996). Uma explicação para este padrão anómalo é a motivação externa e a mudança forçada, que diferem da construção de mudança de comportamento intencional do Modelo Transteórico.

Pouco se sabe sobre as actividades dos fumadores nas fases anterior e posterior à cessação tabágica. A literatura mais alargada sobre os processos de mudança sugere que os indivíduos com pouca intenção de deixar de fumar utilizam poucas estratégias de adaptação (DiClemente *et al.,* 1991). Ruggiero *et al.* (2000) verificaram que os fumadores utilizavam menos processos de mudança na fase de pré-contemplação do que noutras fases, enquanto os fumadores utilizavam mais processos na fase de preparação. Os contempladores eram semelhantes aos pré-contempladores em termos de controlo de estímulos, mas utilizavam significativamente mais a autoavaliação e a auto-libertação.

A constatação de uma autoavaliação mais elevada entre os contempladores do que entre os pré-contempladores é semelhante à de Ruggerio et al. (2000), sugerindo que a reavaliação de si próprio como fumador é uma
processo importante que caracteriza a atividade na fase de contemplação. A autoavaliação deve ter como objetivo fazer avançar o processo de cessação tabágica na fase de pré-contemplação.

A autoavaliação implica uma reavaliação emocional e cognitiva dos próprios valores em relação ao comportamento problemático, nomeadamente o consumo de cigarros. O stress e a confusão podem surgir quando os valores da pessoa entram em conflito com os valores sociais prevalecentes. O tabagismo é geralmente considerado pela sociedade como um comportamento inaceitável porque põe em perigo a saúde do feto. O intervencionista pode suscitar a motivação para a mudança, salientando a incoerência entre o comportamento tabágico e a perceção de si própria como mãe responsável e cuidadosa. A autoavaliação pode incluir a visualização de si própria como não fumadora e a imaginação dos sentimentos positivos de não fumar.

5.6. Efeitos sobre a intervenção

Kong, Singh e Krishnan-Sarin (2012, pp. 1394-1406) sugeriram a utilização de estratégias culturalmente adequadas para grupos minoritários na prevenção e cessação do tabagismo. Especificamente, para os afro-americanos, o tratamento adaptado deve centrar-se no tabagismo como um problema para toda a família. Muitos dos participantes no presente estudo referiram viver com os pais ou outros membros da família (44%) e mais de um terço (37%) vivia com o seu parceiro e/ou filhos no momento da inscrição no tratamento. Setenta e um por cento das pessoas referiram viver com outro fumador. A utilização de uma estratégia de sistemas familiares também abordaria o tabagismo na parceria, no agregado familiar e na vizinhança, que são geralmente barreiras para deixar de fumar entre os fumadores mauricianos. As intervenções de prevenção específicas dirigidas aos filhos de fumadores com co-factores podem ser cruciais para interromper a concentração crescente de fumadores entre os doentes psiquiátricos e os grupos socioeconómicos mais baixos. O índice de hereditariedade do tabagismo e a contribuição genética para a iniciação do tabagismo (Belsky *et al.* 2013, pp. 534-542) (e a incapacidade de deixar de fumar) devem ser considerados nos seguintes domínios

Conceptualizar a prevenção e o tratamento da dependência da nicotina. O rastreio de rotina da depressão e de outras comorbilidades psiquiátricas nas mulheres fumadoras é fundamental, podendo estar indicada a gestão do humor. O rastreio da depressão em conjunto com o tratamento com metadona é complicado devido à sobreposição de sintomas. A consideração das caraterísticas comuns e a avaliação das caraterísticas depressivas reais requerem clínicos experientes e instrumentos de rastreio especializados.

As estratégias que visam a fase de mudança anterior ao tratamento devem ser consideradas aquando da conceção e implementação de intervenções bem sucedidas de cessação tabágica. Prochaska *et al.* (1992, pp. 184-214) descobriram que os programas de tratamento destinados a ajudar as pessoas a progredirem apenas uma fase por mês podem duplicar a probabilidade de se tornarem activas no futuro (Prochaska *et al.,* 1992). DiClemente *et al.* (2000) recomendam técnicas de intervenção múltiplas e multifacetadas desde o período pré-gravidez até ao período pós-parto. Em particular, as grávidas fumadoras devem ser contactadas o mais cedo possível, melhorando o acesso aos cuidados pré-natais e criando sistemas clínicos que respondam a preocupações individuais. Curry *et al* (1990) sugerem que as estratégias para aumentar a motivação dos fumadores numa fase mais precoce devem centrar-se nas dimensões intrínsecas da motivação, uma vez que as estratégias de orientação extrínseca podem ter um impacto negativo na cessação a longo prazo. Herzog e Blagg (2007, pp. 222-231) sugerem que a relutância dos fumadores que já deixaram de fumar pode dever-se à sua relutância em adotar comportamentos de promoção da saúde em geral. Uma estratégia possível de promoção da saúde envolve abordagens ao estilo de vida que se centram na importância de todos os comportamentos de saúde. As mulheres que são muito resistentes e incapazes de deixar de fumar podem ser mais adequadas à gestão do stress, concentrando-se noutros comportamentos de saúde e/ou tácticas para reduzir o tabagismo.

Os resultados de estudos observacionais e experimentais sugerem que uma redução do comportamento tabágico pode ter benefícios significativos para a saúde (Mozaffarian *et al.* 2012 p15141563). Os resultados do presente estudo têm implicações importantes para a conceção de intervenções no domínio do tabaco. As estratégias de redução dos riscos podem ser adequadas para as pessoas que consomem substâncias

que foram submetidos a tratamento medicamentoso, que não conseguiram deixar de fumar, que gostariam de deixar de fumar mas não conseguem, e/ou que não querem deixar de fumar mas querem reduzir o consumo de tabaco. Bonnie (2007) declarou: "A redução do consumo de tabaco não parece prejudicar a cessação tabágica e pode aumentar a motivação para deixar de fumar nos fumadores persistentes." Os programas de cessação tabágica como alternativa à abstinência têm potenciais benefícios para o tratamento; no entanto, estas técnicas de redução necessitam de mais desenvolvimento e investigação empírica.

Um estudo anterior sobre a manutenção com metadona mostrou que a grande maioria indicava uma preferência por produtos de substituição da nicotina (Storey *et al.* 2011, p. 8). Os suplementos de nicotina também podem promover a redução do tabagismo, particularmente em fumadores altamente dependentes e menos motivados (Sofuoglu *et al.* 2012, pp. 413-420). A terapia de substituição da nicotina reduz eficazmente a gravidade da abstinência da nicotina e quase promove taxas de cessação a longo prazo em comparação com o placebo ou a psicoterapia isolada (Douaihya *et al.* 2013 p264-278). Os benefícios da farmacoterapia na cessação tabágica incluem a relação custo-eficácia, a conveniência e a capacidade de personalizar o tratamento (Hughes, 2007 p121-131). Além disso, os fumadores de metadona podem beneficiar particularmente da terapia de substituição da nicotina devido à sua experiência com a manutenção farmacoterapêutica da metadona. Por exemplo, os fumadores estão habituados à estrutura de se deslocarem à clínica de metadona a determinadas horas do dia para a dosagem e o aconselhamento.

As pessoas que são tratadas para a dependência da heroína com metadona sentem geralmente menos desejo de consumir opiáceos e têm menos sintomas de abstinência. O reforço comportamental e a aprendizagem comportamental obtidos no tratamento com metadona devem ser aplicados ao tabagismo e transferidos para a substituição da nicotina.

5.8. Conclusões

As análises e os resultados apresentados são mais uma prova de que os toxicodependentes, e os dependentes de metadona em particular, são muito relutantes em deixar de fumar. Um

Uma descoberta importante é que a MET serve tanto de catalisador para o desenvolvimento da fase como de barreira para a regressão da fase neste grupo de fumadores que têm dificuldade em deixar de fumar nesta altura. A amostra atual é claramente um grupo difícil e desafiante, caracterizado por um perfil sociodemográfico e psicológico descrito na literatura como "fumadores contínuos".

É necessário que os médicos, obstetras e enfermeiros implementem intervenções anti-tabaco específicas, e a revisão das políticas de reembolso dos tratamentos com nicotina merece a atenção dos cientistas e da saúde pública. Embora a abstinência de drogas tenha tradicionalmente tido precedência sobre o tabagismo, há provas de que o consumo de cigarros pode ser ainda mais prejudicial para o feto em desenvolvimento do que o consumo de álcool. Um primeiro passo para mudar o ambiente médico e da droga poderia ser a educação psicológica dos intervencionistas e dos pacientes. É evidente que os fumadores de metadona são um grupo mal servido e desfavorecido, com problemas múltiplos e complexos nas suas vidas, dos quais apenas um é a incapacidade de deixar de fumar. Por conseguinte, é absolutamente necessário rever e atualizar a política prática atual.

REFERÊNCIAS

1. Acock, A. C. (2012) Uma introdução suave ao Stata, livro revisado da terceira edição [Paperback] Alan C. Acock (Autor). STATA Corp USA.
2. Aditama et al (2006). Relatório sobre o Global Health Professional Survey (GHPS) entre estudantes de medicina. Indonésia.
3. Anil, M. (2012) Coeficiente de fiabilidade alfa de Cronbach para o padrão de serviço ao cliente no Maharashtra State Cooperative Bank. Fonte: IUP Journal of Bank Management. Vol. 11, Edição 3, p89-95
4. Annis, H. M., & Graham, J. M. (1988). Questionário de confiança situacional. Toronto: Addiction Research Foundation, 25-36.
5. Annis, H. M., & Davis, C. S. (1991). Relapse prevention. Alcohol Health and Research World, 15, 204-212.
6. Babb, E. R. (2013). A prática da investigação social. Livro Treze Eds. Chapman University US.
7. Bandura, A. (1977). Self-efficacy: Toward a unifying theory of behaviour change (Auto-eficácia: Para uma teoria unificadora da mudança de comportamento). Psychological Review, 84, 191-215.
8. Bandura, A. (1997). Self-efficacy: The exercise of control. Nova Iorque: W. H. Freeman. 357-368
9. Bansal et al (2004) Medication for smoking cessation: who uses it, who misuses it, and who is misinformed about it? Nicotine Tob Res 6 Suppl 3S303-310
10. Bao Y, Duan N, Fox SA. (2006) Is some provider counselling for smoking cessation better than no counselling? An instrumental variable analysis of the 2001 National Health Interview Survey, Health Services Research, , 41(6):2114-2135.
11. Belsky, D. W. et al. (2013). Risco poligênico e a trajetória de desenvolvimento de tabagismo pesado e persistente e dependência de nicotina. Evidências de um estudo longitudinal de 4 décadas. JAMA Psychiatry. 2013;70(5):534-542.
12. Bishop, et al. (1998). A survival analysis of participants in community living, self-help, and addiction recovery (Análise de sobrevivência dos participantes na vida comunitária, autoajuda e recuperação de toxicodependência). American Journal of Community Psychology, 26, 803-821.
13. Blanco, et al. (2008). Mental health of college students and non-college peers. Archives of General Psychiatry, 65(12), 1429-1437.
14. Blinn-Pike, et al. (2007). Disruptive gambling among college students: a meta-analytic synthesis (Jogo perturbador entre estudantes universitários: uma síntese meta-analítica). Journal of Gambling Studies, 23, 175-183.
15. Bonnie et al. 2007. tobacco cessation, a problem for the nation. Comité para a Redução do Consumo de Tabaco: Estratégias, Barreiras e Consequências. Comité de Saúde da População e Prática de Saúde Pública. Instituto de Medicina Interna. National Academy Press Washington DC.
16. Breslau N, Peterson EL. (1996) Cessação do tabagismo em jovens adultos: Age at cigarette smoking initiation and other suspected influences. American Journal of Public Health, , 86(2):214- 220.
17. Briggs, et al. (2003) Aboriginal and Torres Strait Islander Australians and Tobacco. Tob. Control, 12, ii5-ii8.
18. Brown *et al* (2012). A pilot study of StopAdvisor: A theory-based interactive

internet-based smoking cessation intervention targeting the full social spectrum. Comportamento aditivo 37.

19. Bendassolli, P. F. (2013). Teorização na pesquisa qualitativa: Reconsiderando o problema da indução [50 parágrafos]. Forum Qualitative Sozialforschung / Forum: Qualitative Sozialforschung, 14(1), Art. 25, http://nbn-resolving.de/urn:nbn:de:0114-fqs1301258.)[
20. Buglow, Y 2013, "Can Mauritius become a smoke-free island?", dados recuperados em 20 de setembro de 2013, do Le Défi Media Group: http://www.defimedia.info/news- sunday/society/item/32877-can-mauritius-become-a-smoking-free-island.html
21. Callaghan, et al. (2005). A fase de mudança prevê o abandono do tratamento num grupo culturalmente diverso de adolescentes admitidos em tratamento residencial da toxicodependência? A test of the transtheoretical model. Addictive Behaviour, 30(9), 1 834- 1 847 .
22. Cassell, C. e Symon, G. (eds.) (1994), *Qualitative methods in Organisational research*: A practical Guide, Londres: Sage
23. Centros de Controlo e Prevenção de Doenças, (CDC 2013), 1600 Clifton Rd. Atlanta, GA 30333, EUA. http://www.cdc.gov/tobacco/data_statistics/fact_sheets/cessation/quitting/
24. Chapman S, MacKenzie R (2010) The global research neglect of unassisted smoking cessation: causes and consequences. PLoS Med 7: e1000216
25. Chen HH, Yeh ML, Chao YH. (2006) Comparação dos efeitos da acupressão auricular com e sem um programa baseado na Internet sobre a cessação do tabagismo e a auto-eficácia em adolescentes. J Altern Complement Med Mar;12(2):147-152.
26. Chen MS Jr (2001) The status of tobacco cessation research for Asian Americans and Pacific Islanders. Asian Am Pac Isl J Health 9: 61-65
27. Diretriz de Prática Clínica para o Tratamento do Consumo e Dependência do Tabaco Atualização de 2008 Painel L, e Equipa (2008) Uma diretriz de prática clínica para o tratamento do consumo e dependência do tabaco: atualização de 2008. Um relatório do Serviço de Saúde Pública dos EUA. Am J Prev Med 35: 158-176
28. Clough, A.; Robertson, J.; MacLaren, D. (2009) The gap in tobacco use between remote Indigenous Australian communities and the Australian population can be closed. Tob. Control, 18, 335-336.
29. Clough, et al. (2011) Podemos medir o consumo diário de tabaco em comunidades indígenas remotas? Comparação do consumo de tabaco auto-relatado com

Estimativas a nível comunitário num estudo realizado em Arnhem Land. Drug Alcohol Rev, 30, 166-

172.

30. Comissão para a revisão da política nacional em matéria de jogos de azar. (1976).

Gambling in America: Final Report of the Commission on the Review of the National Policy Toward Gambling (Jogo nos Estados Unidos: Relatório final da Comissão sobre a revisão da política nacional relativa ao jogo). Washington

D.C.: Commission on the Review of the National Policy Toward Gambling.
31. Condiotte, M., & Lichtenstein, E. (1981). Self-efficacy and relapse in smoking cessation programmes (Auto-eficácia e recaída em programas de cessação tabágica). Journal of Consulting and Clinical Psychology, 49, 648-658.
32. Conferência das Partes na Convenção-Quadro da OMS para o Controlo do Tabaco.
Primeiro relatório do Comité A. Genebra, Organização Mundial de Saúde, 2007 [(projeto)
A/FCTC/COP/2/17]
http://www.who.int/gb/fctc/PDF/cop2/FCTC_COP2_17Pen. pdf.
33. Critchley, J, & Capewell, S 2003, 'Smoking cessation for the secondary prevention of coronary heart disease', *Cochrane Database Systematic Review*, 4th edition.
34. Cropsey KL, Eldridge GD, Weaver MF, Villalobos GC, Stitzer ML 2006, "Expired carbon monoxide levels in self-reported smokers and nonsmokers in prison", *Nicotine and Tobacco Research* 2006; 8(5): pp. 653-659.
35. Cummings KM, et al (2004) Os fumadores estão adequadamente informados sobre os riscos para a saúde do tabaco e da nicotina medicinal? Nicotine Tob Res 6 Suppl 3S333-340
36. Cummings KM, Hyland A (2005) Effects of nicotine replacement therapy on smoking behaviour (Efeitos da terapia de substituição da nicotina no comportamento tabágico). Ann Rev Public Health 26, 583-599
37. Cunningham JA, Selby PL, Kypri K, Humphreys KN, 'Access to the Internet among drinkers, smokers and illicit drug users: is it a barrier to the provision of interventions on the World Wide Web? *Med Inform Internet Med* 2006 Mar 31(1): pp. 53-58.

38. DiClemente et al (1995). Self-efficacy and addictive behaviour. Em J. Maddux (Ed.), Self-efficacy, adaptation, and adjustment: Theory, research, and application. Nova Iorque: Plenum. 109-141
39. DiClemente, C. C, & Prochaska, J. O. (1988). Self-change and treatment change in smoking behaviour: A comparison of the processes of change in smoking cessation and smoking maintenance. Addictive Behaviour, 7, 133-142.
40. DiClemente, et al. (1991) The process of smoking cessation: an analysis of the precontemplation, contemplation, and preparation for change phases. J. Consult. Clin. Psychol. 59, 295-304.
41. DiClemente, *et al* (2000). On the move: The process of problem gambling initiation and cessation among adolescents. Journal of Gambling Studies, 16(2-3), 289-313.
42. Dijkstra, A., Bakker, M., Hein De Vries. (1997). Subtipos numa amostra de fumadores que consideram a possibilidade de fumar: A preliminary extension of the stages of change. Addictive Behaviours. Volume 22, Número 3, maio-junho de 1997, páginas 327-337.
43. Donovan, et al. (1998) Avaliar a fiabilidade de uma escala de mudança. Health Educ. Res. 13, 285-291.
44. Donovan, et al. (1998) Avaliar a fiabilidade de uma escala de mudança. Health Educ. Res. 13, 285-291.
45. Douaihya, B. A. (2013). Medicação para transtornos por uso de substâncias.

Trabalho Social em Saúde Pública. Edição Especial: O Papel do Serviço Social na Prevenção e Tratamento das Perturbações por Uso de Substâncias. Volume 28, Número 3-4, páginas 264-278.

46. Duhig, AM, Cavallo, DA, McKee, SA, George, TP, & Krishnan-Sarin, S 2005, 'Daily patterns of alcohol, cigarette, and marijuana use in adolescent smokers and nonsmokers', *Addictive Behaviors,* 30(2), pp. 271-283
47. Dunn KE, Sigmon SC, Reimann E, Badger GJ, Heil S, Higgins ST 2010, 'A contingency-management intervention to promote initial smoking cessation among opioid-maintained patients', *Experimental and Clinical Psychopharmacology* 2010; 18(1): pp. 37-50.
48. Eades, et al. (2012) Uma intervenção tabágica intensiva para mulheres grávidas aborígenes e das Ilhas do Estreito de Torres: um ensaio aleatório controlado. Med J Aust, 197, 4246.
49. Engwall, et al. (2004). Gambling and other risk behaviours on college campuses (Jogo e outros comportamentos de risco nos campus universitários). Journal of American College Health, 52(6), 245-255.
50. Departamento de Epidemiologia e Informação sobre Saúde. (1999) Smoking Prevalence and the Contribution of Cigarette Smoking to Mortality and Morbidity in Queensland; Queensland Health: Brisbane, Australia,.
51. Etter JF, Perneger TV (2001) Attitudes towards nicotine replacement therapy among smokers and ex-smokers in the general public. Clin Pharmacol Ther 69: 175-183
52. Fagerström (2002). "The epidemiology of smoking: health consequences and benefits of smoking cessation". Drugs 62(2): 1.
53. Fagerström, K 2002, "The epidemiology of smoking", *Drugs*, 62(2), pp. 1-9.
54. Feenstra TL et al. (2005) Cost-effectiveness of face-to-face smoking cessation interventions: a dynamic modelling study. Value in Health, 8(3):178-190.
55. Fernandez, et al (2009). Desenvolvimento de uma intervenção de auto-gestão do estilo de vida relacionado com a saúde para doentes com doença coronária. Heart & Lung: The Journal of Acute and Critical Care, 38(6), 491-498.
56. Ferrari et al (2002). Sentido de comunidade entre os residentes da Oxford House que estão a recuperar do abuso de substâncias: Fazer de uma casa um lar. Em A. Fisher (Ed.), Psychological

Sense of community: research, applications and impact (Sentido de comunidade: investigação, aplicações e impacto). Nova Iorque: Kluwer-

Plenum. 109-122

57. Finette, Dr. (2013). Entrevista realizada em outubro de 2013 com o Dr. Finette, Diretor do Centro Nacional de Metadona em Barkly, Beau Basin Mauritius. Dados não publicados. agosto, Vol. 11 Edição 3, p89-95.
58. Fingerhut, L 2008, 'Increases in poisoning and methadone-related deaths: United States, 1999-2005', *Hyattsville, MD: Centers for Disease Control and Prevention's National Center for Health Statistics*, dados acedidos em 22 de outubro de 2013, em http://www.cdc.gov/ nchs/products/pubs/pubd/hestats/poisoning/poisoning.htm
59. Fiore MC, Jaen CR, Baker TB, Bailey WC, Benowitz N, Curry SJ, et al. Treating Tobacco Use and Dependence: 2008 Update Practice Guideline.

Rockville, MD; Departamento de Saúde e Serviços Humanos dos EUA, *Serviços de Saúde Pública*; 2008.
60. Fiore MC. (2012) Treating tobacco use and dependence: a public health service clinical practice guideline. Rockville, Maryland, Departamento de Saúde e Serviços Humanos dos EUA (comunicado de imprensa), http://www.askadviserefer.org/downloads/clinicalPractice- Guidelines.pdf,
61. Fong TW, Tsuang J (2007) Asian Americans, addictive disorders, and barriers to treatment.
Psiquiatria (Edgmont) 4: 51-59
62. Fu SS, et al. (2005) Ethnic differences in the use of nicotine replacement therapy for smoking cessation in an equal access health care system. Am J Health Promot 20: 108-116
63. Fuller BE, Guydish J, Tsoh J, Reid MS, Resnick M, Zammarelli L, et al, "Attitudes towards the integration of smoking cessation treatment into drug abuse clinics", *Journal of Substance Abuse Treatment* 2007; 32(1): pp. 53-60.
64. Garrison G, Dugan S. (2009) Varnicline: uma opção de tratamento de primeira linha para a cessação tabágica. Clinical Therapeutics, 31(3):463-491.
65. GATS (Global Adult Tobacco Survey), dados retirados de, http://www.who.int/tobacco/surveillance/gats/en/
66. Gonzales D, Rennard SI, Nides M, Oncken C, Azoulay S, Billing CB, et al, "Varenicline Phase 3 Study Group. Varenicline, an alpha4beta2 nicotinic acetylcholine recetor partial agonist, vs sustained-release bupropion and placebo for smoking cessation: a randomised controlled trial", *Journal of the American Medical Association* 2006; 296(1): pp. 47-55.
67. Greenfield et al (2000). The relationship of self-efficacy expectations to relapse in alcohol-dependent men and women (A relação das expectativas de auto-eficácia com a recaída em homens e mulheres dependentes do álcool): Um estudo prospetivo. Journal of Studies on Alcohol, 61, 345-351.
68. Hammond D, et al. (2004) Do smokers know how to quit? Knowledge and perceived effectiveness of cessation support as predictors of quitting behaviour. Addiction 99: 1042-1048
69. Hasegawa K, et al. (2008) O estado depressivo dos pacientes na sua primeira visita a uma clínica de cessação tabágica. Ciência do Controlo do Tabagismo 2: 23-6
70. Haynes, M. J. e Smith, D. R. (2013). O consumo de tabaco entre os estudantes australianos de higiene dentária está a diminuir, mas é preciso fazer mais. Carta ao Editor. 1-2.
http://www.tobaccoinduceddiseases.com/content/11/1/22
71. Heath, D.L et al. (2006) Factors to consider in smoking interventions for Indigenous women. Aust. J. Prim. Health, 12, 131-136.
72. Heath, et al. (2006) Factors to consider in smoking interventions for Indigenous peoples
Mulheres. Aust. J. Prim. Health, 12, 131-136.
73. Hendricks PS et al (2006) The early time course of the effects of smoking cessation.
Psychopharmacology, , 187(3):385-396.

74. Hendricks, PS, Ditre, JW, Drobes, DJ, & Brandon, TH 2006, 'The early time course of smoking withdrawal effects', *Psychopharmacology*, 187, pp. 385-396.
75. Herzog TA, Blagg CO (2007). A maioria dos pré-contempladores considera a possibilidade de deixar de fumar? Avaliar a validade das fases de mudança. Health Psychology US. Mar;26(2):222-31.
76. Higgins ST, Heil SH, Dantona R, Donhman R, Matthews M, Badger GJ, "Effects of varying monetary value of voucher-based incentives on abstinence achieved during and following treatment among cocaine-dependent outpatients", *Addiction* 2007; 102(2): pp. 271-281.
77. Higgins ST, Heil SH, Dumeer AM, Thomas CS, Solomon LJ, Bernstein IM, 'Smoking status in the initial weeks of quitting as a predictor of smoking-cession outcomes in pregnant women', *Drug and Alcohol Dependence*, 2006; 85(2): pp. 138- 141.
78. Hughes JR, Keely J, Naud S (2004) Shape of the relapse curve and long-term abstinence in untreated smokers. Addiction 99: 29-38
79. Hughes, JR 2007, "Measurement of the effects of abstinence from tobacco: A qualitative review", *Psychology of Addictive Behaviours*, 21, pp. 121-131.
80. Hung WT, et al. (2011) Utilização e perceção da utilidade dos métodos de cessação tabágica: resultados de um inquérito à população de pessoas que deixaram recentemente de fumar. BMC Saúde Pública 11, 592
81. International Agency for Research on Cancer (2008) IARC Handbooks of Cancer Prevention, Tobacco Control, Vol. 12: Methods for Evaluating Tobacco Control Policies. Lyon, 64-98.
82. Israel D. (2013). Determinando o tamanho da amostra. PEOD6. Universidade da Flórida. UF p1-5
83. ITC Project" maio de 2012 "ITC Mauritius National Report-Results of the Wave 3 Survey" Universidade de Waterloo, Ontário, Canadá; Mauritius Institute of Health (MIH), Pamplemousses, Maurícia, dados recuperados em 20 de setembro de 2013 de http://itc.media-doc.com/files/ITC_Mauritius_NR_W3-Oct19v27-web.pdf
84. Ivers, et al. (2006) Evaluation of a multi-part community tobacco intervention in three remote Australian Aboriginal communities. Aust. N. Z. J. Publ. Heal, 30, 132-136.
85. Ivers, R. (2001) Indigenous Australians and Tobacco: A Literature Review; Menzies School of Health Research, Cooperative Research Centre for Aboriginal and Tropical Health: Darwin, Austrália,.
86. Ivers, R.G. (2004) An evidence-based approach to tobacco intervention planning for Aboriginal people. Drug Alcohol Rev, 23, 5-9.
87. Jason et al (2001). Oxford House: a review of research and implications for substance abuse recovery and community research (Casa Oxford: uma revisão da investigação e implicações para a recuperação da toxicodependência e investigação comunitária). Journal of Drug Education, 31, 1-27.
88. Jason, et al. (1994). Oxford House: Community living is community healing. Em J. A. Lewis (Ed.), Addictions: Concepts and strategies for treatment. Gaithersburg, MD: Aspen. 333-338
89. Jason, et al. (1997): An exploratory study of male drug addicts living in a self-managed self-help centre (Estudo exploratório de toxicodependentes do sexo masculino que vivem num centro de autoajuda). Journal of Mental Health

Administration, 24, 332-339.

90. Javors MA, Hatch JP, Lamb RJ "Cut-off levels for breath carbon monoxide as a marker for cigarette smoking", *Addiction* 2005; 100(2): pp. 159-167.
91. John U, Meyer C, Rumpf HJ, Hapke U "Smoking, nicotine dependence and psychiatric comorbidity - a population-based study including smoking cessation after three years", *Drug and Alcohol Dependence* 2004; 76(3): pp. 287-295.
92. Jorenby, DE, Hays, JT, Rigotti, NA, Azoulay, S, Watsky, E J, Williams, KE, et.al. 2006, "Efficacy of Varenicline, an a4p2 nicotinic acetylcholine recetor partial agonist, vs. placebo or sustained-release buproprion for smoking cessation", *Journal of the American Medical Association*, 296(1), p. 56.
93. Kallick, et al. (1979). A Survey of American Gambling Attitudes and Behaviour. Ann Arbor, MI: University of Michigan Press.
94. Kelly, A. B., Halford, W. K., & Young, R. M. (2000). Mulheres em sofrimento conjugal com problemas de álcool: Os efeitos de uma intervenção de curto prazo relacionada com o álcool no comportamento de beber e na satisfação conjugal. Addiction. 95. 1537-1549.
95. Kessler, R et al (2008). Jogo patológico DSMTV no National Comorbidity Survey Replication. Psychological Medicine 38, 1351-1360.
96. Killam, L. (2013). Terminologia de investigação simplificada: paradigmas, axiologia, ontologia, epistemologia e metodologia. Amazon Digital Services, Inc. 1-55.
97. Kim C-H, et al (2009) Attitudes towards Smoking Cessation Intervention and Services among Korean Physicians: A Questionnaire Survey (Atitudes face a intervenções e serviços de cessação tabágica entre médicos coreanos: um inquérito por questionário). Korean J Fam Med 30, 857-863
98. Knudsen HK, Studts JL, "The implementation of tobacco-related brief interventions in substance abuse treatment: a national study of counsellors", *Journal of Substance Abuse Treatment* 2010; 38(3): pp. 212-219.
99. Kong, G, Singh N e Krishnan-Sarin,(2012). A Review of Culturally Targeted/Tailored Tobacco Prevention and Cessation Interventions for Minority Adolescents (Uma revisão das intervenções de prevenção e cessação do tabagismo culturalmente direcionadas/adaptadas para adolescentes de minorias). Oxford Journals Medicine Nicotine & Tobacco Research Volume 14, Número 12 pp. 1394-1406.
100. Korn, D. et al (1999). Gambling and population health: adopting a public health perspective (Jogo e saúde da população: adoção de uma perspetiva de saúde pública). Journal of Gambling Studies, 15(4), 289-365.
101. Kotz D, Fidler J, West R (2009) Factores associados à utilização de auxiliares de cessação tabágica entre os fumadores ingleses. Addiction 104: 1403-1410
102. Krug, EG, Mercy, JA, Dahlberg, LL, & Zwi, AB 2002, 'The world report on violence and health', *The lancet*, 360(9339), pp. 1083-1088.
103. LaBrie, et al. (2003). Correlates of gambling among college students in the United States (Correlatos do jogo entre estudantes universitários nos Estados Unidos). Journal of American College Health, 52(2), 53-62.
104. Lancaster T, et al (2000) Effectiveness of interventions to help people stop smoking: findings from the Cochrane Library. BMJ; 321:355.
105. LaPlante, et al. (2008). Stability and progression of disordered gambling behaviour: lessons from longitudinal studies (Estabilidade e progressão do

comportamento de jogo desordenado: lições de estudos longitudinais). Canadian Journal of Psychiatry, 53(1), 52-60.
106. Lemon SC, Friedmann PD, Stein MD, 'The impact of smoking cessation on drug abuse treatment outcomes', *Addictive Behaviors*, 2003;28(7): pp. 1323-1331.
107. Lenert L, et al. (2004) Automated e-mail messaging as a tool for improving quit rates in an internet smoking cessation intervention. J Am Med Inform Assoc;11(4):235-240
108. Lerman C, Kaufmann V, Rukstalis M, Patterson F, Perkins K, Audrain-McGovern J, et al. 'Individualising nicotine replacement therapy for the treatment of tobacco dependence: a randomized trial', *Annals of Internal Medicine*, 2004; 140(6): pp. 426433.
109. Lesieur, et al. (1987). The South Oaks Gambling Screen (SOGS): Um novo instrumento para identificar jogadores patológicos. American Journal of Psychiatry, 144(9), 1184-1188.
110. Lightsey, O. R. (1997). Amortecedores de stress e disforia: um estudo prospetivo. Journal of
Psicoterapia Cognitiva, 11, 263-277.
111. Lindorff, K.J. (2002) Tobacco Time for Action: National and Torres Strait Islanders
Relatório final do projeto de controlo. Disponível online: www.naccho.org.au/Files/Documents/NACCHO_Tobacco_report.pdf.
112. Lindorff, K.J. Tobacco Time for Action: National and Torres Strait Islander Control
Relatório final do projeto. 2002. disponível em linha: www.naccho.org.au/Files/Documents/NACCHO_Tobacco_report.pdf
113. Louden, JE, & Skeem, JL 2011, 'Parolees with Mental Disorder: Toward EvidenceBased Practice', *The Bulletin*, 7(1), pp. 1-9.
114. Lundah, Brad e Burke, Brian L. Edição de novembro de 2009 do Journal of Clinical Psychology. Revista de Psicologia Clínica. Edição Especial: Entrevista Motivacional e Psicoterapia. Volume 65, Número 11, páginas 1232-1245.
115. Majer, et al. (2002). Comorbilidade entre os residentes da Oxford House: Um estudo preliminar de resultados. Addictive Behaviours, 27, 837-845.
116. Majer, et al. (2002). Social support and self-efficacy in abstinence: is peer identification an issue? Journal of Substance Abuse Treatment, 23, 209-215.
117. Majer, et al (2003). O autocontrolo é sempre um recurso útil? Dealing with paradoxical findings related to optimism and abstinence self-efficacy. American Journal of Drug and Alcohol Abuse, 29, 385-399.
118. Majer, J. M. (1992). Avaliação do valor logoterapêutico da terapia dos doze passos. Fórum Internacional de Logoterapia, 15, 86-89.
119. Marlatt, G. A., & Gordon, J. R. (1985). Relapse prevention: Strategies for maintaining behaviour change in addictive disorders. Nova Iorque: Guilford, 9-11.
120. Marshall, G. N., & Lang, E. L. (1990). Otimismo, autocontrolo e sintomas de depressão em profissionais do sexo feminino. Journal of Personality and Social Psychology, 59,
132-139.
121. Martin, et al. (2010). Utilizar a teoria do comportamento planeado para prever o comportamento de jogo. Psicologia do Comportamento Aditivo, 24(1), 89-97.

122. Matell, Michael S., Jacoby, Jacob. (1972). Existe um número ótimo de alternativas para os itens da escala de Likert? Efeitos do tempo de teste e das propriedades da escala. Journal of Applied Psychology, Vol 56(6), Dez , 506-509.
123. May, R., et al. (2003). The gambling self-efficacy questionnaire: A preliminary psychometric assessment (O questionário de auto-eficácia no jogo: uma avaliação psicométrica preliminar). Journal of Gambling Studies, 19(A), 339-357.
124. McCulloch, et al. (2003) Self-report of diabetes and health behaviours in remote Indigenous communities in North Queensland, Australia. Diabetes Care, 26, 397403.
125. McDermott, et al. (2009) The health and nutrition of young Indigenous women in north Queensland-Intergenerational implications of poor food quality, obesity, diabetes, tobacco smoking and alcohol use. Publ. Health Nutr., 12, 2143-2149.
126. McDonald, S.P.; Maguire, G.P.; Hoy, W.E. (2003) Validation of self-reported cigarette smoking in a remote Australian Aboriginal community. Aust. N. Z. J. Publ. Heal, 27, 57-60.
127. Miller N, et al (2005) Effectiveness of a large-scale distribution programme of free nicotine patches: a prospective evaluation (Eficácia de um programa de distribuição em grande escala de adesivos de nicotina gratuitos: uma avaliação prospetiva). Lancet 365, 1849-1854
128. Monti, P. M., Colby, S. M., Barnett, N. P., Spirito, A., Rohsenow, D. J., Myers, M., Wollard, R., & Lewander, W. (1999). Breve intervenção de minimização de danos com adolescentes mais velhos positivos para o álcool num serviço de urgência hospitalar. Journal of Counselling and Clinical Psychology. 6 7 .989-994.
129. Moore TJ, et al (2011) Suicidal behaviour and depression in smoking cessation (Comportamento suicida e depressão na cessação tabágica)
Tratamentos. PloS one 6: e27016
130. Morganstern, et al. (1997). Afiliação aos Alcoólicos Anónimos após o tratamento: um estudo dos efeitos terapêuticos e dos mecanismos de ação. Journal of Clinical and
Counselling Psychology, 65, 768-777.
131. Morissette, SB, Gulliver, SB, Kamholz, BW, Duade, J, Farchione, T, Devine, E, et.al 2008, 'Differences between daily smokers, chippers, and nonsmokers with cooccurring anxiety and alcohol-use disorders', *Addictive Behaviors*, 33(11), pp. 14251431.
132. Mozaffarian, D. et al. (2012), Population Approaches to Improve Diet, Physical Activity, and Smoking Habits. A Scientific Statement From the American Heart Association Circulation [Uma declaração científica da Associação Americana do Coração]. 126: 1514-1563.
133. Nahvi S, et al. (2006) Cigarette smoking and interest in quitting among methadone maintenance patients. Addict Behav 2006 Nov;31(11):2127-2134
134. Nahvi S, Richter K, Li X, Modali L, Arnsten J. Cigarette smoking and interest in quitting in methadone maintenance patients. Addiction Behavior 2006 November 31(11): pp. 2127-2134.
135. Conselho Nacional de Investigação. (1999). Pathological gambling: a critical review (Jogo patológico: uma análise crítica). Washington D.C.: National

Academy Press.
136. Neighbors, et al. (2002). Measuring gambling outcomes among college students (Medição dos resultados do jogo entre estudantes universitários). Journal of Gambling Studies, 18(A), 339-360.
137. Nochajski, T., & Stasiewicz, P. R. (2005). Avaliação das fases de mudança em infractores condenados por condução sob o efeito do álcool: A comparison of two measures. Journal of Addictions Nursing, 16, 57-67.
138. Código de Nuremberga (1949). "Trials of War Criminals before the Nuremberg Military Tribunals pursuant to Control Council Law No. 10", vol. 2, pp. 181-182 Washington, D.C.: U.S. Government Printing Office.
139. O'Connor M.J. e Whaley, S. E. (2007). Intervenção breve para o consumo de álcool por mulheres grávidas. American Journal of Public Health. fevereiro; 97(2): 252-258.
140. Oh JK, et al. (2012) Custo e eficácia das clínicas de cessação tabágica patrocinadas pelo governo a nível nacional na República da Coreia. Tob control 22(e1), 73-77
141. Okruhlica, L. et al. (2003). Redução da dependência de nicotina auto-relatada após estabilização no tratamento de manutenção com metadona. Revisão da investigação. Heroin Add & Rel Clin Probl 2003; 5(1): 39-46
142. Padrões e tendências no consumo de álcool e outras drogas, PATAODU. Série 2010. NATReSA.Vol 6 República da Maurícia.
143. Paul, et al. (2003) Over-the-counter nicotine replacement therapy products: Real life use in the Austalian community. Aust. N. Z. J. Publ. Heal, 27, 491-495.
144. Pearlin, L. I., & Schooler, C. (1978). The structure of coping. Journal of Health and Social Behaviour, 19, 2-21.
145. People, H, 2011, "Healthy people 2020" (Pessoas saudáveis 2020). http://www.healthypeople.gov/2020/default.aspx
146. Perz, C. A.; DiClemente, C. C.; Carbonari, Joseph P. (1996). Doing the right thing at the right time? The interplay of stages and processes of change in successful smoking cessation. Health Psychology, Vol 15(6), Nov 1996, 462-468.
147. Petry, et al. (2005). Comorbidade do jogo patológico de acordo com o DSM-IV e outras perturbações psiquiátricas: Results from the National Epidemiologic Survey on Alcohol and Related Conditions. Journal of Clinical Psychiatry, 66(5), 564-574.
148. Petry,. M. (2005). Fases de mudança no tratamento de jogadores patológicos. Journal of Consulting and Clinical Psychology, 73(2), 312-322.
149. Pierce JP, Gilpin EA (2002) Effects of over-the-counter sales on the efficacy of pharmaceutical smoking cessation aids. JAMA 288, 1260-1264
150. Prochaska JJ, Delucchi K, Hall SM, 'A meta-analysis of smoking cessation

Interventions with individuals in treatment or recovery from substance abuse", *Journal of Consulting and Clinical Psychology* 2004, 72(6): pp. 1144-1156.
151. Prochaska JJ, Hilton JF (2012) Risk of cardiovascular serious adverse events associated with varenicline use for tobacco cessation: systematic review and metaanalysis. BMJ 344: e2856
152. Prochaska, J. O., & DiClemente, C. C. (1982). Terapia transteórica - um modelo integrativo de mudança. Psychotherapy: Theory, Research and Practice, 19(3),

276-287.

153. Prochaska, J. O., & DiClemente, C. C. (1983). Stages and processes of self-change in smoking: Toward an intergrative model of change. Journal of Counselling and Clinical Psychology, 51, 390-395.
154. Prochaska, J. O., & DiClemente, C. C. (1986). Towards a comprehensive model of change. Em W. R. Miller & N. Healther (Eds.), Treating Addictive Behaviours: Processes of Change. Nova Iorque: Plenum Press.
155. Prochaska, J. O., & DiClemente, C. C. (1992). Fases de mudança na modificação de comportamentos problemáticos. Em M. Hersen, R. M. Eisler, & P. M. Miller (Eds.), Progress in behaviour modification. Sycamore, NY: Sycamore. 184-214.
156. Prochaska, J. O., Redding, C, & Evers, K. (2002). O Modelo Transteórico e os Estágios de Mudança. Em K. Glanz, ?. ?. Rimer & F. Lewis (Eds.), Health Behaviour and Health Education. São Francisco: Jossey-Bass.
157. Prochaska, J.O.; DiClemente, C.C. (1986) The Transtheoretical Approach: Towards a
Quadro eclético sistemático. Em Handbook of Eclectic Psychotherapy; Norcross, J.C., Ed.; Brunner/Mazel: New York, NY, USA, pp. 163-200.
158. Prochaska, J.O.; DiClemente, C.C. (1986) The Transtheoretical Approach: Towards a systematic eclectic framework. In Handbook of Eclectic Psychotherapy; Norcross, J.C., Ed.; Brunner/Mazel: New York, NY, USA,; pp. 163-200.
159. Pruitt, S. et al. (2010). Validade de construção de uma escala mamográfica para processos de mudança e invariância por fase de mudança. Journal of Health Psychology, 15(1), 64-74.
160. Raiff BR, Faix C, Turturici M, Dallery J, 'Breath carbon monoxide output is affected by speed of emptying the lungs: Implications for laboratory and smoking cessation research', *Nicotine and Tobacco Research* 2010, 12(8): pp. 834-838.
161. Reid MS, Fallon B, Sonne S, Flammino F, Nunes EV, Jiang H, et al, 'Smoking cessation treatment in community-based substance-abuse rehabilitation programmes', *Journal of Substance Abuse Treatment* 2008, 35(1): pp. 68-77.
162. Research for International Tobacco Control 2013, "WHO *report on the global tobacco epidemic*", Organização Mundial de Saúde.
163. Richter et al (2004) Smoking cessation services in US methadone maintenance facilities (Serviços de cessação do tabagismo em instalações de manutenção de metadona nos EUA). Psychiatr Serv 5(11):1258-1264
164. Richter et al, (2007) Patterns of smoking and methadone dose in drug treatment patients. Exp Clin Psychopharmacol;15(2):144-153.
165. Richter KP, Choi WS, Alford DP, 'Smoking policies in U.S. outpatient drug treatment facilities', *Nicotine and Tobacco Research* 2005, 7(3):475-480.
166. Richter KP, Gibson CA, Ahluwalia JS, Schmelzle KH, 'Tobacco use and quit attempts among methadone maintenance clients', *America Journal of Public Health* 2001, 91(2): pp. 296-299.
167. Richter KP. (2006) Good and bad times for cigarette smoking treatment in drug treatment. J Psychoactive Drugs;38(3):311-315.
168. Rollnick, et al. (1992). Development of a brief 'readiness for change' questionnaire for use in brief opportunistic interventions with excessive drinkers. British Journal of Addiction, 87, 743-754.

169. Rychtarik, et al. (1992). Self-efficacy, aftercare and relapse in a treatment programme for alcoholics (Auto-eficácia, cuidados posteriores e recaída num programa de tratamento para alcoólicos). Journal of Studies on Alcohol, 53, 435-440.
170. Scheier, M. F., & Carver, C. S. (1985). Optimism, coping, and health: Assessment and implications of generalised outcome expectations. Health Psychology, 4, 219-247.
171. Scheier,M. F., Carver,C. S.,&Bridges, M.W. (1994). A distinção entre otimismo e neuroticismo (bem como ansiedade, autocontrolo e autoestima): A reevaluation of the Life Orientation Test. Journal of Personality and Social Psychology, 67, 1063-1078.
172. Scheier,M. F.,&Carver,C. S. (1992). Efeitos do otimismo no bem-estar psicológico e físico: Theoretical overview and empirical update. Cognitive Therapy and Research, 16, 201-228.
173. Schwarzer, R. (1994). Otimismo, vulnerabilidade e crenças próprias como cognições relacionadas com a saúde: A systematic review. Psychology and Health, 9, 161-180.
174. Schwarzer, R. (2001). Social-cognitive factors in health-related behaviour change (Factores sócio-cognitivos na mudança de comportamentos relacionados com a saúde). Current Diretions in Psychological Science, 10, 47-51.
175. Shafey O et al. (2009) The tobacco atlas, 3rd ed. Atlanta, Georgia, American Cancer Society e World Lung Foundation,.
176. Shafey, O.; Dolwick, S.; Guindon, E. (2005) Tobacco Control Country Profiles; American Cancer Society: Atlanta, GA, EUA.
177. Shaffer, H. J., & Hall, M. N. (2001). Updating and refining prevalence estimates of disordered gambling behaviour in the United States and Canada (Atualização e aperfeiçoamento das estimativas de prevalência do comportamento de jogo desordenado nos Estados Unidos e no Canadá). Canadian Journal of Public Health, 92(3), 168-172.
178. Shaffer, H. J., & Korn, D. A. (2002). Gambling and related mental disorders: A public

Análise da saúde. Revista Anual de Saúde Pública, 23, 171-212.
179. Shaffer, H. J., Hall,. N., & Vander But, J. (1997). Estimating the prevalence of disordered gambling behaviour in the United States and Canada: A meta-analysis. Boston: Presidents and Fellows of Harvard College.
180. Shaffer, H. J., LaBrie, R., LaPlante, D. ?., Nelson, S. E., & Stanton, M. V. (2004). The road less travelled: from distribution to determinants in the study of the epidemiology of gambling. Canadian Journal of Psychiatry, 49(8), 504-516.
181. Shiffman et al. (2003) Persistent use of nicotine replacement therapy: an analysis of atual purchase patterns in a population based sample. Tob Control 12, 310-316
182. Shiffman S (2010) Utilisation of smoking cessation treatments: The need for a consumer perspective. Am J Prev Med 38: S382-384
183. Shiffman S et al (2008) Individual differences in the adoption of smoking cessation treatment: demographic and smoking history characteristics. Dependência de Drogas e Álcool 93: 121-131
184. Shiffman S, et al (2002) Real-world efficacy of prescription and over-the-counter

nicotine replacement therapy. Addiction 97, 505-516
185. Shiffman S, et al. (2008) Perceção da segurança e eficácia das terapias de substituição da nicotina entre fumadores e ex-fumadores dos EUA: Association with use and compliance. Addiction 103: 1371-1378
186. Shiffman S, Johnston JA, Khayrallah M, Elash CA, Gwaltney CJ, Paty JA, et al, "The effect of bupropion on nicotine craving and withdrawal", *Psychopharmacology* 2000; 148: pp. 33-40.
187. Shockley J. (1984) Health education for the twenty-first century (Educação para a saúde no século XXI). Med Inform (Lond);9(3-4):313.
188. Shoptaw S, Rotheram-Fuller E, Yang X, Frosch D, Nahom D, Jarvik ME, et al, 'Smoking cessation in methadone maintenance', *Addiction* 2002; 97(10): pp. 1317- 1328.
189. Sigmon SC, Lamb RJ, Dallery J. Capítulo 6: Tabaco. In: Higgins, Silverman, Heil, editores. Contingency Management in Substance Abuse Treatment", *The Guilford Press; Nova Iorque,* NY: 2008. pp. 99-119.
190. Silagy, C, Lancaster, T, Stead, L, Mant, D, & Fowler, G 2006, 'Nicotine replacement therapy for smoking cessation', *Biblioteca Cochrane, 3ª edição.*
191. Singh S, et al CD (2011) Risk of serious adverse cardiovascular events associated with varenicline: a systematic review and meta-analysis. CMAJ 183: 1359-1366
192. Slutske, et al. (2003). The natural history of problem gambling between the ages of 18 and 29. Journal of Abnormal Psychology, 112(2), 263-274.
193. Sofuoglu M, et al. (2012). A galantamina atenua alguns dos efeitos subjectivos da nicotina intravenosa e melhora o desempenho numa tarefa go-no-go em fumadores de cigarros abstinentes: um relatório preliminar. Volume 224, Número 3, pp. 413-420
194. Solberg LI et al. (2006) Repeated tobacco use screening and intervention in clinical practice: health impact and cost effectiveness. Jornal Americano de Medicina Preventiva, 31(1):62-71.
195. Stein MD, Anderson BJ, Niaura R. (2007) Smoking cessation patterns in methadone-maintained smokers. Nicotine Tob Res Mar, 9(3):421-428.
196. Stotts AL, Schmitz JM, Rhoades HM, Grabowski J. 2001. Entrevista motivacional com pacientes dependentes de cocaína: Um estudo piloto. Journal of Counselling and Clinical Psychology. 69(5):858-862.
197. Stotts et al. Tratamento da dependência de opiáceos: opções de farmacoterapia. Manuscrito do autor; disponível em PMC 2010 agosto 1 Expert Opinion Pharmacotheraphy ; 10(11): 1727-1740.
198. Strack, S. et al. (1987). Predicting successful completion of an aftercare programme following treatment for alcoholism: The role of dispositional optimism. Journal of Personality and Social Psychology, 53, 579-584.
199. Stuhldreher, et al. (2007). O jogo como um novo problema de saúde no campus. Journal of American College Health, 56(1), 75-83.
200. Administração dos Serviços de Abuso de Substâncias e de Saúde Mental, Gabinete de Estudos Aplicados. Inquérito Nacional sobre Serviços de Tratamento da Toxicodependência (N-SSATS): 2008: Dados sobre Instalações de Tratamento da Toxicodependência (Série DASIS: S-49, Publicação DHHS n.º (SMA) 09-4451) Rockville, MD: 2010.
201. Substance Abuse Mental Health Services Administration" 2002, "The DASIS

Report: Heroin Treatment Admissions Increase: 1993-1999", dados obtidos em www.samhsa.gov/oas/2k2/HeroinTX.cfin
202. Sung, HE, Mahoney, AM, & Mellow, J 2011, 'Substance Abuse Treatment Gap Among Adult Parolees: Prevalence, Correlates, and Barriers', *Criminal Justice Review*, 36(1), pp. 40-57.
203. The Health and Welfare of Australia's Aboriginal and Torres Strait Islander Peoples 2003: ABS Cat 4740.0; Australian Bureau of Statistics: Canberra, Austrália, 2004.
204. Thomas, et al. (2010) Lessons for Aboriginal tobacco control in remote communities: An evaluation of the Northern Territory "Tobacco Project". Aust. N. Z. J. Publ. Heal, 34, 45-49.
205. Thorndike et al (2008) Depressive symptoms and smoking cessation after hospitalisation for cardiovascular disease. Arch Intern Med 168: 186-91. doi: 10.1001/archinternmed.2007.60
206. Tonstad, S, Tønnesen, P, Hajek, P, Williams, KE, Billing, CB, & Reeves, KR 2006, 'Effect of maintenance therapy with varenicline on smoking cessation', *JAMA: the journal of the American Medical Association*, 296(1), pp. 64-71.
207. Unwin, et al. (1995) The impact of tobacco smoking and alcohol consumption on Aboriginal mortality in Western Australia, 1989-1991 Med J Aust, 162, 475-478.
208. Departamento de Saúde e Serviços Humanos dos EUA", 2004, "The health consequences of smoking: a report of the Surgeon General". *Washington, US Department of Health and Human Services, Centers for Disease Control and Prevention, National Center for Chronic Disease Prevention and Health Promotion, Office on Smoking and Health.*
209. Van Sluijs, et al. (2004) Graded lifestyle interventions in primary care: are they effective? Am. J. Prev. Med, 26, 330-343.
210. Vos, T. et al. (2009) Burden of disease and injury among Aboriginal and Torres Strait Islander peoples: the indigenous health gap. Int. J. Epidemiol. 38, 470-477.
211. Wada H, et al. (2008) Self-rating scale for depression is a strong independent predictor of smoking cessation outcomes. Ciência do Controlo do Tabagismo 2: 4-8
212. Wakefield MA, et al. (2008) Effects of tobacco control policies and mass media campaigns on the monthly prevalence of smoking among adults. Am J Public Health 98, 1443-1450
213. Warren, CW, Riley, L, Asma, S, Eriksen, MP, Green, L, Blanton, C., & Yach, D 2000, 'Tobacco use by youth: a surveillance report from the Global Youth Tobacco Survey project', Bulletin *of the world Health Organisation*, 78(7), pp. 868-876.
214. West R, Sohal T. Catastrophic routes to smoking cessation: results of a national survey. British Medical Journal, 2006, 332(7539):458-460.
215. West R, Zhou X (2007) Is nicotine replacement therapy for smoking cessation effective in the "real world"? Resultados de um estudo de coorte multinacional prospetivo. Thorax 62, 998-1002
216. White, J. et al. (2001). Indicadores de desenvolvimento espiritual na recuperação do álcool e da toxicodependência Hser YI, McCarthy WJ, Anglin MD. Tobacco use as a distal predictor of mortality in long-term drug abusers. Prev Med 1994 Jan;23(1):61-69.
217. Relatório da OMS sobre a epidemia mundial do tabaco: o pacote MPOWER.

Genebra, Organização Mundial de Saúde, 2008.
218. Wilkinson, RG, & Marmot, MG 2003, 'Social determinants of health: the solid facts', *Organização Mundial de Saúde.*
219. Willemsen et al (2006) Helping smokers decide whether to use effective smoking cessation methods: a randomised controlled trial of a decision aid. Addiction 101: 441-449.
220. Williamson et al. (1991) Smoking cessation and severity of weight gain in a national cohort. N Engl J Med 324: 739-45. doi: 10.1056/nejm199103143241106
221. Winfree, W. R.; Meyers, A. W. e Whelan, J. P. (2013). Validação de uma tradução espanhola do Questionário de Crenças dos Jogadores. Psicologia dos Comportamentos Aditivos, Vol 27(1), Mar 274-278. http://psycnet.apa.org/journals/adb/27/1/274/
222. Wood, et al. (2008) Indigenous women and smoking during pregnancy: knowledge, cultural contexts and barriers to smoking cessation. Soc. Sci. Med, 66, 2378-2389.
223. Organização Mundial de Saúde (1998) Guidelines for the control and surveillance of the tobacco epidemic. Genebra: Organização Mundial de Saúde, 54-83.
224. Organização Mundial de Saúde (2011) Relatório da OMS sobre a epidemia global do tabaco, 2011: Warning about the dangers of tobacco. Genebra: Organização Mundial de Saúde.

Índice

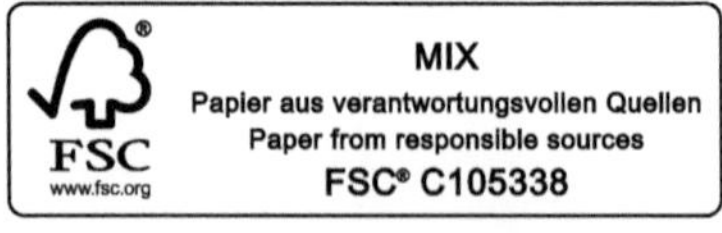

Printed by Books on Demand GmbH, Norderstedt / Germany